JN296983

新版 神経衰弱と強迫観念の根治法

森田療法を理解する必読の原典

森田正馬

白揚社

はしがき

一般に神経衰弱とか強迫観念とかいうものは、私の学説が示すように、精神的な条件から起こったものであるから、今日一般の医師が行なうような薬物や理学的療法や、また催眠術のようなものではけっして治るものではない。これを治すには、患者がまずこの病の本態を知ることが近道である。で、一人ひとりの患者に対して、患者も納得し、私も満足するように説明するのは、第一に時間を要してはなはだ煩わしいことである。そのため、私がなるべく一般の人に解りやすいように書いたのがこの小著である。

したがって患者は、此著のみによっても自らその病を治すことができ、もしくは自ら治す機縁とすることができる。それは従来私の著書または雑誌に載せたものによって、頭痛常習、不眠、耳鳴り、胃のアトニー、眩暈、心悸亢進発作、さては種々の強迫観念等の患者がたちまち全治したといって感謝の手紙を送ってくることが数多くあるということをもって証明することができる。もし多くの患者がこのように理解よく治ってくれることができるならば、私の悦びはこれに如《し》くものはない。この病の患者はもともときわめて自我中心的であるから、各自が、自分のような病気は他に類例のはなはだ少ないものかのように独断している。しかしこの病気ほど、広く一般にわたって数多くあるものはない。また一般の身体の器質的な病でも、その慢性になったものは、ほとんど神経衰弱症、すなわち私のいう神経質の病的心理を加えていないものはない、と言ってもよいほどである。明らかに器質的疾患たる卒中の半身不随でさえも、往々にして気合術などで、偶然治ることがあるのはそのためである。ただこうして治るのは、偶然のまぐれ当りで、はじめから診断による予定の結果でないから、したがってその弊害も少なくはない。

　また一般の医師は、これを読んで平易に実際的に、これを了解することができて、従来の物質的医学で、けっして解決することのできなかった神経衰弱や強迫観念が、精神的方面の病理から容易に氷解することができ、したがって患者を適切に治療することができるようになる。これまで私の著書は、多く素人の患者にばかり読まれて、ほとんど医者には読まれない。それは恐らくは医者が、神経衰弱の本といえば従来多数流布している書物と同一視して、またあれかと頭から軽蔑してかかっているためでもあろう。医者自身はそれでよいとしても、世にきわめて広く多く同病に罹っている患者が、今日の物質医学の弊としてその誤れる治療を遍歴して、多年にわたってその悩みから脱することができず、財力も気力も使い果たしているありさまを見ては、まことに遺憾に堪えない。これでは医者もこのあわれな患者に対して、けっしてその徳を全うしたものもと言うことはできない。これらの患者を救うには、一般の医者がこれを知ってくれなければ、もとより私一人の力の及ぶところではない。私の多年の苦心研究の結果も、いたずらに水泡に帰するのみである。

つぎに本病の悩みに関係ないと思っている普通の人でも、もしこの書を読めば、一口にいえば人生の煩悶とか称するものが、この神経衰弱や強迫観念と同じ心理に基づくものであるということが、類推によって想像される。それはおよそ病の徴候というものは、常態における感じや気分の拡大されたものであるからである。したがってこの病的心理によって一般の精神修養の着眼点を得ることができ、心身の強健ということは、今日の物質医学が示すような、人間を鋳型に容れたり、あるいは温室培養的なことでできるものではない、ということが解る。

森田正馬

凡例

一、本書は一九二六年、『神経衰弱及強迫観念の根治法』として実業之日本社から刊行された。

一、本文は「森田正馬全集」第二巻（白揚社　一九七四年）を底本とした。

一、本文の仮名遣いは現代仮名遣いに従い、若干の漢字を仮名に改め、難読の語および読み誤りやすい語には振り仮名を付け、明らかに誤植と思われるものは訂正した。また、第一人称「余」「吾人」を「私」「われわれ」にそれぞれ置き換えたほか、僅かながら表現を現在の形に改めたところがある。

目次

神経衰弱と強迫観念の根治法

1 神経衰弱とは何か

神経衰弱は文化の弊害

神経衰弱症という名のために、いかに世の多くの人々がいたずらに恐れさせられ、迷わせられ、悶えさせられ、卑屈にならされていることであろうか。これを一つの病名として唱え出したのはベアード（一八三九―一八八三 アメリカの神経科医）という人であって、今から五十八年ほど前のことである。

近来多くの医者が、文化の進むにしたがって神経衰弱症患者がますます多くなるということを唱えている。しかし文化というものは、社会を幸福にさせ、人間を向上させるものでなければならない。西洋には Civilization《シビライゼーション》 and《アンド》 Syphilization《シフライゼーション》 という語呂合わせがあるが、これは文化と梅毒ということで、世間が進むにしたがって梅毒が多くなるという警句である。文化といえば社会教育も進み、人間の品性もよくなり、梅毒の予防もできなければならぬはずであるから、これは文化でなくて社会堕落の結果といわなければならない。

文化とともに神経衰弱症が多いというのは、生存競争に対する心身過労の結果ということを意味しているようである。しかし、生存競争といえばまず生きるために食うということが第一歩である。では、食うことに困っている人に神経衰弱が多いかというと、あながち、そうでもないらしい。かえって裕福な人に多いようである。それなら文化の外面に誘惑される虚栄の競争のために神経衰弱が多くなるのか。まず少年でいえば入学試験難で起こるか、青年でいえば事業欲で奮闘のために起こるか。実際に大戦後の経済界の混乱のため、巨万の富を一朝にして失い、悪戦苦闘の結果、見るもあわれないわゆる神経衰弱症患者をわれわれも稀には見たことがある。戦争という大事件のときには神経衰弱も多い。およそ戦争でも震災でも社会の変調でも気候の不順でも、そうしたときには種々の病気も自殺、殺人その他の犯罪も、あらゆる変態現象が多くなる。ただ神経衰弱症ばかりが増えるのではない。

なおここで見のがしてならないことは、あの東京の大震災に際し、あるいは家事の困難、試験の勉強に当面して、長年の神経衰弱症患者がそのためにかえって病苦を忘れてしまったということが、実際にけっして少なくないことである。それでは、同じ心身過労ということから神経衰弱が起こることもあり、治ることもあるのであろうか。

医者の罪と売薬広告の害

では、神経衰弱とはいったいどんなものであるか、徹底的にその本態をつきとめるということが医学の当然の義務でなければならない。いたずらに漫然と通り一遍の医学的常識で、文化は神経衰弱を増すとかいって、現世を呪い、心身過労は神経衰弱を起こすとかいって、人をおどかしてはならない。たとえこれが善意からすることとしても、もしそのために世人を毒することがあれば、職責上医者の罪はけっして軽くはない。私はつねに多くの俗にいう神経衰弱症患者を取り扱ってますますこの感を深くするのである。文化の悪影響は、人々が医学や衛生の半物識となり、自然を忘れて机上論理、模型の説を悪用することにある。文化とともに神経衰弱症が増すというのはむしろこの意味でのことである。医者が通俗医書で、心身の過労は神経衰弱を起こすとか、不眠症は恐るべき精神病を起こすとかいうのは、実際に適切な意味をなさないものであるし、またいたずらに世の人をおどかし過ぎるものである。

とくに売薬の広告は、けっして善意と解することのできないものであるが、いかに世のあわれな病者を毒していることであろう。文化が神経衰弱症を増すということは、虚栄の競争、優勝劣敗の世に、出版は盛んになり、広告術が研究され、流通資本の活用がうまくなりしてこれを悪用するということにも大きな関係がある。

多くの神経衰弱に関係のある売薬広告は、実際に多くの患者をますます深い悩みの淵に陥れているのである。

一般諸病と神経衰弱

私はむしろ、心身過労がけっして直接神経衰弱症を起こすものではないと主張するのである。そもそも一般に知られている神経衰弱の症状は、肺尖カタルなり、膀胱カタルなり、精神病なり、すべて病という病には、いつでもつきものである。それはわかりやすいことで、すべて病は心身の衰弱と異常を起こすからである。これを神経衰弱と称するのが不都合なことは明らかである。また眼の乱視なり、蓄膿症なり、生殖器病なり、各々それ相当の症状がある。これに神経衰弱の症状が付帯していたからといって、眼や鼻の病から神経衰弱が起こるというのも適切なことはいえない。それはたんに眼の病、鼻の病である。鼻が悪くて気がいらいらし刺激性になり、心臓病で精神不安となり、淋病に罹って気鬱になる。これは二つの病気が加わったのではない、一つの病である。発熱と不眠と腸出血と別々の病ではない、一つのチフスという病である。眼科、鼻科、生殖器科等が、通俗雑誌や新聞等で、各々その病から神経衰弱が起こるといって、少なからず誇張する傾きがあるのは当を得たものとは思われない。

これらのことは、今日の医学があまりに専門的になり、限局した知識で広く一般のことを忘れる弊害である。また、今日の医学があまり物質に偏して精神的なことを無視し、病ということに没入して健康の方面を思わず、人工的なことに汲々として人間の自然機能を没却し、生活状態の如何を度外視して、いたずらに病といえば薬という迷妄にとらわれているという傾向が著しいのは、大いに遺憾としなければならない。

匆体づける文化的生兵法

以上一般の病と神経衰弱症との関係を述べて、病は各々症状を現わすので、別に神経衰弱症がこれに加わるのではなく、それが当然の結果であるということを説明した。これと同じ関係で、過労は神経衰弱を起こすということもたんに常識的な考えで、適切な見解ではない。過労すれば疲労する、それは疲労の現象であって、病ではない。ことさらに神経衰弱症などと、文化的生兵法の匆体をつける必要はない。不眠、不休、不食で心身を労すれば、体重は減る、新陳代謝の平衡は破られる、身体は衰弱する、心身の活動は神経の機能であるから、すなわち神経衰弱である。しかしこれをことさらに神経衰弱症といわなくとも、身体が弱った、上品にいっても心身が衰弱したでたくさんである。昔われわれが医科大学の卒業試験で、六月から十二月まで勉強したときには、多いのは一貫五百匁（五・六キロ）、少なくとも五百匁（一・九キロ）以上は体重が減少した。すなわち神経も衰弱する。しかしこれを病といってはいけない。エジソンは発明に熱中するときには、三日間位は日に一食位で、夜も眠らず、ぶっ通しでやることはありがちのことであったが、いまだ神経衰弱症にかかったということを聞かない。

われわれの生活は、多かれ少なかれ疲労と元気、衰弱と回復とをたえず繰り返している。にもかかわらず、今もしわれわれが疲労回復にいとまなくて、疲労を重ね重ねて推しつめていったときには、どうなるであろうか。机上論的には、なるほどこれが神経衰弱の原因かとうなずかれる。しかるに実際にはなかなか容易にあり得ないことである。それはわれわれに疲労感覚という生命の安全弁があるからである。いかに我慢してやったにしても倒れてのち止むのであって、この倒れることによって再び回復することができるのである。

しかしもちろん例外のない規則はない、その例外が病的である。精神病のあるものではこの安全弁である疲労感覚がなくなることがあって、どこまでも興奮し通して死に至ることがごく稀にある。これはもちろん神経衰弱とはいわない。常人の範囲でもこの疲労感覚の程度はさまざまである。この疲労感覚の余分にあり過ぎるものが一般にいう神経衰弱者すなわち私のいう神経質になり、なさ過ぎるものは身体に無理のいくこともあるが、それはまた無頓着で込み入った神経衰弱にはならない。

勤務時間と休息時間

衛生学からいうと、机上論的にわれわれは一定の作業の後には相当の休息を要する。それは算盤ではじいてのうえの話である。もとより工場の職工とか、学校の授業とか他から強制的にやらせるものは、むしろ能率を上げるうえから一定の休息時間と勤務時間の制限とを要する。今もし職工に長い時間のべつにやらせるときには、疲労のためにに仕事がのらくらになる、そのうえに衛生状態が悪いときには、身体は衰弱し、種々の病に罹りやすい。神経衰弱とは別のことである。

これに反してわれわれの日常自由生活では、ずいぶん無理な勉強もし、休息時間は少しもなくともあまり身体に障るものではない。それはやはり安全弁があり、仕事が種々の形と緩急強弱の程度とで調節されていくからである。私の子供が中学入学試験の勉強で、ほとんどのべつにやったけれども、少しも強制せずに自由にすきなままにやらせたから、体重はかえって増していったのである。

また疲労ということは、長い道を歩けば、足が痛くなる、腕の仕事で無理をすれば腕が痛くなる、ものを考えるとか心配するとか勉強するとかすれば、頭がぼんやりするとか痛むとか、眼がちらちらするとか、ともかく頭の疲労を覚える。すべてその使うところは身体の一局部であっても、これが度を過ぎれば心身全体に影響して身体はだるく心はものうくなる。多くの人は足からきた疲労は何とも思わず、頭からきたものを神経衰弱かと思っている。しかしこれはいずれにしても全く同じ価値のもので、同じ疲労であるから相当の休養をすれば同様に回復する。医者も頭に関係した容態を脳神経衰弱などというが、足の方は足神経衰弱とはいわない。この脳神経衰弱症ということははなはだ意味のないことであるが、しかも世のいわゆる神経衰弱患者はこれを脳病かと思って、はなはだしく心配する者が多い。かわいそうなものである。

本当の神経衰弱症

では神経衰弱症というものは全くないものであるか。いやある。ただ以上いろいろと否定してきたように従来患者が考えてきたような、神経の衰弱という意味の病はないというのである。この神経衰弱という病名は、医者でも一般の人々でもはなはだ誤った見解に陥りやすいことになるから、私はとくにこれを神経質と名づけその意義を限定したのである。これについては拙著『神経質及神経衰弱症の療法』（白揚社刊『森田正馬全集第一巻』所収）を読んでいただけばわかる。

今日の医学は一般に、いたずらに物質的な方面にのみとらわれ、頭痛とか疲労とかいっても、ただちに脳の充血とか、血液中の毒素とかいうことにのみ没頭して、精神的な方面を閑却し、生活の流動ということを考えないということは、ものの一端を知ってその全体を知らないものである。シャルコー（一八二五―九三　フランスの神経病学者）はヒステリーの病理について、これは観念から起こる病であると唱え出した。ここにはじめてその適切な着眼点を得て、催眠術の研究の進歩とともに、ようやくヒステリーの病的心理が明らかにされるようになった。ヒステリーで、たとえば皮膚のある局部に感覚がなくなるとか、手に運動麻痺が起こるとかいうのは、皆いわゆる自己暗示で、本人が何かの機会に、そうなってしまったと信念するからである。ちょうど催眠術で、お前の腕はもう動かないと暗示されて、その通りになるようなものである。これを説明すると、今日ではもっぱら潜在意識というのであるが、私はこの説はいたずらに神秘的に陥る弊があるから、賛成しない。私はこれをヒステリーの性格による感動ということで、すべてを説明しようと試みている。それも拙著の中に書いてある。ここではこれを説明するのが目的でない。

ヒポコンドリー性基調説

しかるに神経衰弱症は、ヒステリーのように、目立った際どい症状でなく、たんに神経の衰弱というような一般の症状であるから、従来学者がいずれもその原因を物質的な方面にのみ求めて、これが精神的なものであるということに気がつかなかったのである。で私の説に従えば、結局は神経衰弱症は病ではない。ただその本人が普通の人にも種々の場合に当然起こる感覚、気分に対して、いたずらにこれに執着し、誤想と迷妄とを重ねてこれを病と信じ、いたずらに恐怖、苦悩するものである。すなわち病でも何でもないものを病と信じ、異常と主張するものである。

客観的のものではなくて、主観的のものであるということになる。

私は神経質の本態に対して、ヒポコンドリー性基調説および精神交互作用説というものを立て、神経質はいたずらに病苦を気にするという精神的基調から起こり、注意はつねにそのある一定の感覚に集中し、注意が深くなれば感覚も鋭敏になり、感じが強ければしたがって注意もこれに集中するようになって、次第にその異常感覚を増悪していくものであるというふうに説明するのである。

たとえばここに人が、新聞広告で脳充血は危険である。血圧の高くなるのはあぶないとかいうことを見る。また知人に卒中にかかったものがある。このような見聞が集まり集まって平常その人の恐怖の種になっている。これがあるとき勉強していたときに、突然立ち上がって頭がグラグラとする。このとき平気であれば、そのとき限りで、何でもないことであるが、種々の精神的機転の悪いめぐり合わせで、「卒倒」ということに思い当たったときに恐れと愕きとにとらわれたとすれば、これがすなわち神経質の病みつきである。恐れれば恐れるほど、朝起きるときにも、日光に頭をさらすときにも、急に人に呼びかけられたときにも、何かにつけて頭がグラグラし、自分の頭の工合、気分の調子を観察、測量、検査すればするほど、ますます頭がボンヤリし、頭に物のかぶさったようになり、視るものがユラユラ動揺するようになり、電車がすれちがえばその方に吸い込まれるような気がするというふうに、さまざまの感じが発見される。微妙なさまざまの不快感にとらわれる。

背に腹は代えられぬ

こうなれば今は自分の生命にかかわる一大事である。職業も社交も将来の希望も、背に腹は代えられない。従来の興味や欲望は失われてしまった。本を読んでも理解ができない。人と話をしてもいたずらにうるさく刺激性になるばかり、気を紛らせようとして、運動や散歩をしてもただちに疲労を感ずる。さあこれは大変、わが事終りぬ、従来の好きな読書も運動さえも今は全くできないようになった。戦々兢々として、医者の前にビクビクとした過敏な脈搏と動悸とを提供して診察を求める。細々と容態を訴える。

未熟な医者はこれを聴いて、医書にチャーンと出ている神経衰弱の症状に符節を合わせて、ただちにこれを神経衰弱と診断する。「大事にしなければならぬ、心配してはいけない」とか宣告される。患者は心配をしないようにしようとするほどますます気がかりになり、気を紛らせようとすればますますその方に気が乗らないことを悲観する。心配してはますます病気が重くなると思って心配する。

まだそのうえに、稀には脈の過敏から医者に脚気の合併と誤診されることさえもある。鎮静薬を飲まされる、さまざまな注射をされる。効くはずがない。根が生理的にある普通の感覚に対して、これを病と迷妄し、精神的に築き上げたものであるからだ。強いて鎮静薬を強くすれば、生理的な感覚も鈍くなり、頭はますますボンヤリとし、身体はいよいよけだるくなるばかりである。治療は少しも効きめがない。そのうえ、心配してはいけない、気を大きくしなければならぬと強制されてはたまらない。患者の身になって、どうしてこれが心配しないでいられようか。

五十二人の医者にかかった

このようにして拙著のうち、重症神経質の一例は発病以来五年間、五十二人の医者の手にかかり、すべての医療はもとより俗療法、精神療法までもやり尽くした。私のところへ来たときには、頭に氷嚢、氷枕のつけきりで、その上に鉢巻をし、二十日ばかりも全く頭を挙げることができず、寝返りもできないものであった。これがたんなる卒倒の恐怖ということから自分と医者や種々療法やとの共同事業で造り上げたものであるということは、一般読者にはちょっと想像し難いことであろう。これを読んで、病気のことに無頓着な人は、そんなこともあるものかな、位に見過しにするであろうし、一方には、現在自分で苦しんでいる患者では、自分にはそんなことはない、自分でことさらに病を築き上げた覚えはない、事実こんなに苦しいのに、これが病気でないはずはないとかいうであろう。無理もないことで、それは夢に泥棒に追いかけられているときのように、現在の本人は実に迷妄の病苦に駆け悩まされているからである。

患者はいう「眩暈とか理解力の悪いこと、健忘とか、今までかつてこんなことはなかったから、どうしても新たに起こった病気としか思われない」と。それも本人の思い違いなのである。それは今までもつねにあった感覚や精神状況であるけれども、たんに気がつかず、心に思い止めなかったというまでのことである。

心臓部の搏動に驚く

ある三十歳ばかりの田舎の無教育な女があった。あるときふと心臓部の搏動に気がついて、さあ大変自分の胸の内に生き物がいると驚いて医者のところへ来たことがある。三十になるまで、胸の中に、心臓が終生動いているということを知らなかったのである。人々はこの女の無智をあわれむであろう。ところがそれはおかしな話で、神経質の患者が今までけっしてこんなことはなかったというのは、皆全くこれと同様である。

心配や驚きのときに、心悸亢進するのは、生れながらにして定まったことである。神経質がある機会から、心臓麻痺を恐れ始めて以来、何かにつけて心悸亢進を感じ、寝ては脈搏が枕にひびき、身体の至るところに搏動を感ずるようになる。自ら脈搏をはかるときには、脈が早くなったと思えば思うほど、ますます脈搏が多くなり、すでにこの恐怖の迷妄にとらわれてのちには、昔から不安なときに脈搏が多くなるという経験は忘れてしまうのである。頭が重い、記憶が悪くなった、何ごとにも興味を失った、眼瞼がピクピクする、胸がつまるような、口が乾いて物がいえなくなる、人前に出て顔が赤くなるようになった、とか筆にも尽くされないようなさまざまの容態が現われてくる。皆近頃はじめて起こったことと主張する。いずれも自己観察の乏しい無智の結果である。あの三十女と五十歩百歩の相異である。

これらのことは心配、驚愕という事実について、これがわれと外界との関係において、いかなる時と場合、いかなる条件によって起こるか、それが起こると身体的精神的にどんな現象が起こるものであるか、これを詳細に観察するとき、それはそれは筆にも尽くし難い微細なさまざまな変化の起こるものである。これが恐怖というものの現象である。上に挙げた種々の症状も皆その一つである。患者は各々その事情に相当して、あるいは普通の神経衰弱症の容態ともなれば心悸亢進等発作性のものともなり、あるいは赤面恐怖とかいうような強迫観念ともなるのである。皆その人の執着する事柄の違うというように止まるのである。

神経質の症状は衰弱ではない

たとえばここに、記憶がなくなった、何ごとにも興味を失ったと訴える患者がある。それはなくなったのではない。変化したのである。注意の配分がちがった。心の置きどころが変わったのである。前にもちょっと述べたように、その人の趣味、道楽が自己の病の観察と追求とに変わって、注意はその方にのみ没頭するようになったからである。すなわちこの患者は自分の感覚が鋭敏となり、病に関係したことの記憶ばかりが強くなったのである。こんなふうであるから、たとえば人と話をするのもものういという患者が、医者の前で自分の病気のことを話すのには、一時間でも二時間でも、ますますさかんで尽きるところを知らない。医者の方はまずウンザリするのである。どうして身体精神が衰弱したといえようか。その物忘れするというのは、たとえば新聞を読んでも、つねに自分の病にのみ屈託しているから、自殺の三面記事を読んでもただちに自分の身につまされるから、眼は紙上を走れども、心ここに非ざれば視れども視えない。心に印象しない、覚えない。記憶しないことを忘れるはずがない。健忘ではない、無記銘である。無気力ではない、注意の集注、固定である。すなわち注意配分の変化である。このような患者は、感覚の鋭敏度や、注意力や記憶力や作業能力や、これを実験心理学的に測定すればけっして健康人と異なるところはない。

どうして神経質が起こるか

なお、神経質の起こる原因について、チフス、流感、産褥、蓄膿症手術その他種々の身体病の後にいわゆる神経衰弱症が起こることが多い。しかしこれも真の原因とはいえない。誘因であって機会的な原因である。俗にチフスの後には、あるいは弱い身体が強くなることがあり、あるいは反対に弱くなって神経衰弱になるとかいうことである。

　その弱い身体というのは実際に弱いのでなく、神経質であったのである。それがチフスで長い時日の間、病苦に対する訓練を卒業する、病後の回復期にも神経質の気質で、よく摂生が行なわれて身体が健全になる。前の神経質の悩みを忘れる。つまり病苦の内に入りきって「山に入って山を見ず」というふうに前の病苦を忘れる、これが弱い身体が強くなるという場合である。これに反して前の身体の強かったものが、チフス後まだ充分に身体の回復しないときに、もとより当時は身体衰弱すなわち神経衰弱の状態であるから、そのときにもし自転車乗りを稽古するとか、小説に読み耽って徹夜するとかすれば、もとより急激の疲労のため、あるいは悪《お》心の気分がしたり、心悸亢進を起こし、あるいは頭痛、眩暈がしたりするのは当然のことである。病ではない。無理をした結果の一時的な現象である。

　平常健康なときならば、これが一両日で回復するけれども、病後衰弱のときには、その回復が長くかかるというだけである。それでたんにこれだけのものと見のがし、気にとめなかったならば、何ごともなく経過して忘れてしまうけれども、もし神経質の気質でこれを心臓に故障を起こしたとか、頭をこわしてしまったとか、恐れを懐くようになったとき、すなわちこれが神経質の病みつきである。その後は患者はつねに明けても暮れても、そのときの感じにとらわれ、前に述べたように、自分の種々の感覚を論議するようになり、複雑ないわゆる神経衰弱症になってしまうのである。

その後、病後の衰弱は全く回復し、身体は充分に壮健になっても、ただ病の感じのみが残って、たとえば大震災で焼け出されて、命からがら自分の病気のことなど考えている余裕のなくなったとかいう偶然の場合がくるよりほかには、五年でも十年でも、ひとたびとらわれた病の恐怖はいつまでもとれないで、いわゆる持病になってしまう。私の経験した患者のうちでは、二十二年が最も長いものであった。これが自然に治るのは、その人の神経質性の執着の軽いものか、または何か心機一転の偶然の機会が天から降ってこなければ治らない。つまり時節到来で治るのである。

私の大学生時代の経験

私は大学一年生のとき、年中神経衰弱に悩まされ、大学ではそのうえ脚気の合併といわれ、ほとんど何にもできなかったが、ちょうど試験の時日も迫ったときに、国元から久しく送金がない。親爺に面あてに死んでやれと思い、焼け糞になって勉強した。真剣に生死を賭したのである。その結果は今までの脚気も神経衰弱も飛んでいってしまった。試験の成績は良かった。全く思いがけないことである。

私のそれまでの種々の容態は仮想的なものであった。これに加勢してくれた医者の診断は誤っていた。医者は私の容態の訴えを聴いて、その見かけに欺かれていた。実際にもし患者が医者に対して、いろいろの神経衰弱の容態を重く誇大に訴えるならば、その医者は必ず、それは神経衰弱で少し重いという。もし軽く訴えるならば、それは軽い神経衰弱であるという。医者は患者のいう通りになる。全く患者の訴え如何によるのであって、自分の方に一定の診断の標準はないというありさまである。それは、医者が神経衰弱というものの本態を知らない場合のことである。

病という感じの執着

流感後に神経衰弱が起こったというものもはなはだ多い。産褥の不摂生から起こるものを、俗に「産後の血の道」といって、一生の持病のようにいわれている。皆身体は充分健全になっても、病という感じの執着から起こる神経質である。これに対して薬をいくら飲んでも、気休めになるというよりはむしろこのために病の執着を増すという弊害が多いばかりである。

単純な頭痛持ちとか、ときどき寒けがするとかいうようなものから、医者が診てもどこかに何か込み入った病根が伏在しているかと思われるような、種々複雑な重篤な症状に至るまで、それは皆神経質の病に執着する程度の軽重によって分かれる。

ある患者は蓄膿症の手術後に、口蓋に何とも説明し難いような異常感覚を得て、数年来これに悩まされ、勉強も何もできないようになり、ついに私の治療を受けるようになった。某医のいわゆる若返り法手術を受けて、その後睾丸に異常感覚を起こし、睾丸が冷却するとか、ツレルように痛いとかいって、陰萎を起こしたという二十四歳の男もあった。皆普通ならば、たとえ一時異常感覚が起こったにしても、間もなく忘れてしまうべきはずのものであるのに、神経質者は、いつまでもこれに執着してしまうのである。二十四歳の若者が何で若返り法手術を受けたかというと、これによって神経衰弱が治癒するという広告に迷わされたのである。結局は元からの神経質が、このために、新たにいやな病覚を追加されたことになったのである。別に想像するに難くはないことと思われる。

白隠禅師の神経衰弱

白隠禅師（一六八五～一七六八 江戸中期臨済宗の僧）もかつて、いわゆる神経衰弱症に罹ったことがある。そのときには、「心火逆上し、肺金焦枯して、双脚氷雪の底に浸すが如く、両耳渓声の間を行くが如し、肝胆常に怯弱にして、挙措恐怖多く、心神困倦し、寝寤種々の境界を見る。両腋常に汗を生じ、両眼常に涙を帯ぶ、是に於て遍く明師に投じ、広く名医を探るといえども百薬寸効なし。」

というふうであった。ついに白河の山裏の岸居に白幽先生というのを訪って、内観法というものを授けられ、この神経質を治すことができたという。

この白幽先生も白隠に対して、自分も、

「始め二十歳の時、多病にして公の患に十倍しき、衆医総て顧みざるに至る、百端を窮むと雖も救うべきの術なし。」

とかいうことを物語っている。白幽もすなわち神経質であったと見える。

ここで面白いことは、多病とか、お前の病よりも十倍も重いとかいうことである。多病というのは実は神経質の一病である。多即一である。十倍というのは、自分の病気が世の中で一番重いということである。二倍半とか五倍とか、計算していうのではない。それは神経質の苦痛は主観的であり、絶対的であるから、差別はない、自分が一番苦しいのである。だから神経質の患者は頭の重いものも、胃の悪いものも、取越苦労のものも、物に拘泥《こうでい》するものも、十人が十人ながら、いずれも皆自分ほど苦しい、つらい、つまらないものはない、と主張するのである。人の病は何でもないが、自分独り一番苦しいのである。頭の悪いものは他の胃の悪い人を何でもないと思っている。

悲観することが上手

さらに神経質の面白いところは、自分の現状を悦ぶことには少しも気がつかず、悲観する工夫の非常に上手なことである。仕事は相当にでき、学校の成績は良くとも、そんなことはどうでもよい。こんなに頭が働かず、気力と興味がなくては仕方がない。ただ人生は苦しいばかりである。体重は増しても、そんなことはどっちでもよい。こう不健康であり、心の苦悶が取れなければ仕方がないという。患者は苦痛は苦痛、事実は事実と、これを正確に判断し批判することができない。ただ自分の苦痛と恐怖の内に閉じ込められているばかりである。

腹式呼吸とかあるいは宗教的信仰とかで、自分は十種とか十二種とかの病気がすべて治ってしまったとか報告されているのがときどき見受けられる。それは頭痛で脳の病、胃のアトニー、便秘、下痢で腸の病、脚の神経痛、鼻がつまって肥厚性鼻炎、眼が痛くて慢性結膜炎、心悸亢進で心臓病その他いくらでもある。これがことごとく治ったというのは、それは一つの神経質であるからである。このような人は万病が気から起こる。何でも病は信仰で治るというのであるが、それは大きな迷信である。ここで器質的な病であるか、たんなる神経質であるかの診断をする知識が大切になってくるのである。十把一からげというわけにはいかない。

どうすれば神経質が治るか

神経質の診断が確立したときにはじめて治療の方針が決まる。それはどうすればよいか。神経質は病でないある感覚に執着してこれを病と信じ迷妄する病であるから、その執着を去りさえすればよい。しかるに禅に「見惑頓断破石の如く、思惑難断藕糸の如し」といっているように、見惑すなわち知識の思い違いは容易に解決することができるが、思惑すなわち感情の執着はあたかも蓮の茎を引き切るときに白い糸を引くように、なかなかサッパリと思い開くことのできないものである。したがってこれは理智的にはけっして治るものではない。感情が自然にその通りにならねば治らないのである。

たとえばここに苦痛、恐怖がある。これに対して苦痛を忘れよ、取越苦労をやめよ、心配するな、勇気を起こせとかいったって、それはただ理屈の話である。患者に対する同情の全くないもので、通り一遍の他人の挨拶に止まる。患者の身になって実際にそんなことのできるものでなく、患者はいたずらに心配を心配しないように心配して、心も取り乱すかのように苦しくなり、ますます心の葛藤、煩悶を増すばかりである。

あるがままにせよ

治療の主眼については、言語では、いろいろと言い現わし方もあるけれども、詮じつめれば「あるがままでよい、あるがままよりほかに仕方がない、あるがままでなければならない」とかいうことになる。これを宗教的にいえば、帰依とか帰命とか、絶対服従の意味になる。しかしこれは簡単のようで難しいし、また一方から見れば、難事のようで、実は最も平易である。患者はその苦痛なり恐怖なりを逃れよう、それに勝とう、否定しようとしてはいけない。それでは神経質がますますその苦痛にとらわれ、心の葛藤を盛んにし、症状を複雑にする手段になるのである。

種々雑多の療法を講ずることも、宗教的に助かろうとすることも、皆同様につねに執着する結果となるばかりである。「あるがまま」になることができないからである。

いまたとえば重い病苦に悩み、動けないで病床に呻吟しているとする。「あるがままでよい」。気を紛らせるとか、これを治すために種々の方法を探ってはいけない。独りで我慢し、苦悩しているよりほかに仕方がない、苦悩の去る時節を待っていればよい。もしこれが生死の境に立った真剣な態度になり得たならば、そこにいわゆる窮すれば通ずという境涯が得られ、苦痛から脱却することができる。『白隠法語』の中にも、身体の病気でも、心の煩悶でも、苦悩の極に達したときに大悟されやすいという事実が載せられてある。これは本人が純一に苦痛恐怖そのものになりきって絶対境になるからである。すべての比較、相対を離れたときにはじめて苦痛を超越することができるのである。またたとえばときどき発作的に心悸亢進を起こし、死の恐怖の不安に襲われることがある。この場合にもこれをじっとそのまま我慢していなければならない。普通は医者を呼んで、注射をするとか、氷嚢をつけるとか大騒ぎする。あるいは電車の中で発作が起こって、人に助けられて、病院にかつぎ込まれるということがある。皆間違っている。注射などをしてはいけない。やはりその「あるがまま」でなければならない。

私の一例に、十年来、この発作に悩まされている農夫がいたが、二十日あまりも続いて、毎日午前の一、二時頃に医者を叩き起こして注射を受けた。その医者はついに患者をつれて私の診察を受けに来た。私はただちに患者に対して、発作時にけっして医者を呼んではならない、何の手当てもしてはならないと宣告して、この患者は私のただ一回の診察で根治したのである。

大部分は四十日で治る

この発作性のものは、一つの驚愕ということに相当する。驚きは感動であって、夕立のように、一時的に経過する、すなわち発作性である。したがって他から手数を加えず、自分で工夫なく、たんなる驚きに還元してしまえば、ごく短い時間で終るのである。また一般神経衰弱の症状は、恐怖、心配に相当するものであるから、これもいろいろな工夫をやめて、心の葛藤が少なくなり、たんなる恐怖になってしまえば、その感情はいつとはなしに一定の時日で自然に経過するものである。人の噂の七十五日ほども長く続くものではない。あの関東大震災の恐怖にしても、心の傷が癒えるのに三カ月ばかりも続いたろうか、スリにガマ口を取られたくやしさも、一、二週間もたてばなくなる。愛児を失った悲しみも、一、二年を経れば楽になる。すべて恐怖、心配はこれをその「あるがまま」にすれば、最も早く過ぎ去るものである。

また学生なり勤め人なりで、さほど容態の重くないものは、やはりその現在の境遇に「あるがまま」に服従して、学校を休むとか、勤務を怠るとかしないようにしなければならない。「あるがまま」にさえすれば、いつしか自然に生活の調和がとれ、境遇に適応するようになって、神経質も治るのである。

このように神経質の症状は、一方には純一に恐怖そのものになってしまえば、その苦痛はなくなるし、また一方には、症状はそのまま成り行きに任せておいて、苦しいながらも、現在の境遇に従ってやっていれば、いつしか生の欲望に駆られて、俗に「忙しくて患う暇がない」というふうになってくるのである。ここで治療法に関してはあまりに抽象的に書いたから、患者の身になるとちょっと理解が困難かも知れない。私が神経質の特殊治療法として、入院させて精神修養を行なうのは、要点を上に述べたようなことである。普通の神経質でも、強迫観念症でも、その大部分は四十日以内で治癒するのである。

2　神経質の本性

神経質は生れつきの気質

これから少し神経質の本性について説明してみよう。神経質は一種の素質であって、生れつきの気質である。この気質の上に、ある機会に遭遇して種々の症状を起こすようになるものである。その気質は、自己内省が強くて、つねに自分のことを顧みるものである。走ってもただ向うばかり見ているのではなく、つねに自分の足元に気をつける。少し身体に異なった感じがあってもすぐその方に気がつく。これを病覚過敏といって、病の感じが強くなるのである。頭が重いとかいうことも、普通の人ならば、たえず周囲の事情に気が紛れているから、少々頭痛がしても気がつかない。すなわち神経質でも、自分で気が向いたことをする間は、自己内省の暇がなくて、頭痛のことも忘れている。「忙しくて患う暇がない」というのもこのことである。自分の感じに気がつきやすいために、したがって些細な苦痛や病気を気にするようになる。すなわち神経質は気病である。この理由から私は神経質発病の根本原因として、ヒポコンドリー性基調説というものを立てて本病を説明したのである。

病的気質の種類

これを理解するには、これと異なった他の気質と比較すればますます明瞭になってくる。人の気質はこれをいろいろに分けることができるが、医学的には病的の人格としてこれを次のように分けることができる。

1 神経質性素質
2 ヒステリー性素質
3 癲癇性素質
4 意志薄弱性もしくは感情鈍麻性素質
5 感情発揚性素質
6 感情抑鬱性素質
7 感情執着性素質
8 精神分裂性素質

等である。これらは皆その気質の特徴が著明で、病的傾向のある場合に名づけたもので、常人にはこれらの気質が混合し、または変化消長しているものである。つまり、これらは人の感情の傾向すなわち偏頗《へんぱ》（かたより）となったものであるから、常人にはこの全部の感情が調和を保っているわけである。だから常人が自ら顧みて自己を観察するときに、神経質かと思えば神経質になり、ヒステリー性または意志薄弱性かと思えばまたその通りになる。

神経質性素質

神経質は内省が強いから、とくにどれでもが自分に当たり、さらにその悪い方面ばかりが自分のことのように思われる、これに反してヒステリーとか、意志薄弱性のものは、内省が乏しいから深い自己観察がなく、よい方面ばかりが自分のことのように思われる。九星とか淘宮術（占いの類）とかいうものが当たるのは、人には七情とか十二情とかいわれるものがあるから、そのどれかに当たるのは当然のことである。たとえば戌の年で義に強いけれども気が短いとか、子の年で物を恐れやすいがものごとに気がつくとか、猫の年で寝るのが好きであるが金を欲しがるとかいうようなもので、ヒステリー性の人には当たらぬかも知れないが、神経質の人には必ず当たる。それはどんな人でも必ず多かれ少なかれ、これらの感情のない者はないからである。ただし子の年で子が多いとか、丑の年で色が黒いとかいうのは五十％しか当たらない。しかし丑の年でも、白牛の年ならば色が白いから、皆当たるのである。このような思想のママゴトで、縁起をかついで悲喜するのを迷信という。神経質が自己観察の判断の誤りから、悲観し苦悩するのを迷妄とか煩悩とかいうのである。

感情過敏性素質

もう少し上の分類の一、二のものを説明すれば、ヒステリー性は、私はこれを感情過敏性素質というのである。感情過敏とはちょうど小児のように、気が立ちやすく、理性の抑制の薄弱なものである。で、すぐに怒り、すぐに喜び、すぐに泣くとかいうふうで、これを感情転換性と名づける。このためにヒステリー性は神経質と反対に、自己内省が少しもできず、ただ向うばかり見ている。人の欠点ばかり見えて、自分の短所は気がつかない。ヒステリーの症状は、何かの機会に起こる感動から起こり、神経質は自己内省による恐怖から起こるものである。その結果、両者は全くその見かけの異なった症状となって現われるのである。すなわちその治療は、一方は感動に対し、一方は恐怖に対して処置しなければならない。

意志薄弱性素質

次に意志薄弱性素質は、感情が鈍く、気のない性質である。したがってのんきなズボラである。神経質のように、自ら省みることも乏しければ、ヒステリーのように、感情の敏活なこともない。神経質が戌の年ならば、ヒステリーは申の年であり、意志薄弱者は豚の年で、感情執着性素質は、ものごとに一途凝り性のもので執念深く、蛇の年に相当するものである。意志薄弱者はその素質のために、不良少年の多くはこれであり、浮浪者、濫費者、悖徳者《はいとく》、酒癖、酒精中毒者、常習犯罪者、衝動行為等さまざまのものになる。神経質者は、こんな真似をしようとしてもけっしてできるものではない。悲観の極になっても、けっして自暴自棄になったり、自殺したりすることはできない。けっしてのんきのズボラになることはできない。神経質の患者が治癒すれば、いたずらに従来の短所ばかりを悲しまず、自分の大きな長所を自覚して自己の運命を感謝するようになる。しかし神経質がまだ自分の気質にとらわれている間は、こんな私の説明を聞けば、いよいよ身につまされて、自分は確かに意志薄弱者である、ヒステリーをも加味している、まだそのうえに低能であるとかいうふうに考え、これを読むことさえも恐ろしくて、本を掩って嘆息するかも知れない。もしそうであれば、それが神経質の特徴であって、神経質という診断がつくのである。意志薄弱者やヒステリーは、これを読んでも、それは自分とは無関係のことと考えている。神経質はちょうど金持ちが金に苦労をするように、持てあました理性に煩わされているものであるから、ヒステリーのように、感動性になることもできなければ意志薄弱者のように人生を大まかに雲烟過眼視する（ものごとに動かされない）こともできない、日常生活の細かいことにも気がつくのである。これが神経質の長所である。この素質をどこまでも発揮していけばよい。けっしてその気質を没収すべきではない。たとえ私の説明を聞くのが恐ろしく、自分の本性をつきとめることが苦痛であっても、その素質たる理性の長所を発揮して、正しい判断のためには、いかなる恐怖苦痛にも打ち勝つことに努力して、けっして目前の姑息、弥縫《びほう》（とりつくろう）の安易の途を求めてはならない。神経質の素質は実にこの力を持っているのである。それは私の療法によって明らかに証明することができる。釈尊は、死を恐れ、病を畏《おそ》れ、人生の苦痛を悲観した極、発心してこの生老病死の四苦を離脱せんとし、二十九歳のときついに王位を捨てて、難行苦行六年の後、大安心を獲たのである。これが神経質性素質所有者の標本である。

神経質の長所と短所

神経質の素質による長所は、種々挙げることができるけれども、これにとらわれて病的となるときは、これがことごとくその短所となって現われるのである。たとえば金や知識は最も有用なものであるけれども、ひとたびこれを悪用すれば、世にこれほど大きな害毒を流すものはない。神経質の自己内省が強いということは、「人を知るは智なり、自ら知るは明なり」というように、これによってはじめて良知となることができる。ヒステリーや意志薄弱者のとうてい及ばぬところである。にもかかわらず神経質はたとえば頭痛とか不眠とか煩悶とか、その自己観察にとらわれたときには、世の人は皆爽快で安楽であるけれども、ただわれ独り苦痛に堪えないというふうに全く自己中心的になりきってしまい、親も兄弟も、誰も自分を理解してくれるものがないといって、人を恨み、世をかこち、さらに親の遺伝までも腹立たしくなり、周囲に八ツ当りするようになる、これが神経質を自我主義と称するところである。ヒステリーは、感情のために、身のほどを省みずにわがままとなり、自我主義であるけれども感情的であるから、時々に変わりやすく、あっさりとしている。神経質は理性的であるから、しつこいのである。「雪の日や　あれも人の子　樽拾い」といえば、普通の人ならば単純にわが子ならばさせまいと同情の心大いに湧き出るのであるが、神経質はそう簡単にはいかない。あれは小僧で、下等社会の子供であるから寒いことも知らない。自分は神経過敏であるから、とても身体が堪えられないというふうに考える。神経質を、実はけっしてこのように過敏であると決めてしまうことはできない。ただ独断で、自己中心的に、そう決めているだけである。その過敏の程度は、これを実験してみればただちにわかることである。人に対する正しい同情ということは、自己内省を欠いてけっしてできるものではない。この適切な精神作用も、悪用してこそ、はじめて有害になるのである。神経質のただわれ独り苦しいという心持ちは、ひとたびその心境を転回して、自己の素質の長所に覚醒したときに、これがそのまま唯我独尊となるのである。この心は、すなわち人を恨み、自分をかこつ卑屈の心ではない。自己の全力を発揮し、人をあわれみ、周囲を済度する力である。

3　神経質の症状

神経質の種類

次に神経質の種々の症状の起こりについて、少し説明してみよう。私は神経質を次の四種類に分類している。すなわち、

1　普通神経質（一般に体質性神経衰弱症とか脳神経衰弱症とかいうもの）
2　ヒポコンドリー
3　発作性神経症
4　強迫観念症

普通神経質とは、十八十色、挙げ尽くしきれないようなさまざまの症状をもっている。頭部における種々異常感についていえば、頭痛、頭重、頭圧、緊張の感、糊張り、シビレ感、ソワソワ感、朦朧の感、夢のような感、気の遠い感、視覚・音響に対して物を隔てたような感、立ち暗

み、眩暈、頭のユレル感、船暈（船酔い）の如き感等、種々雑多であり、あるいは自分が自分の身体でないような感、歩いたり仕事をしても自分でないような感、しばしば感冒に罹る感、身体の悪寒、熱感、逆上の感、四肢冷却または熱感、心悸亢進の感、全身に脈搏を感ずること、胃のアトニーとか下垂症とか診断されるもの、便秘、尿意頻数等があり、その他精神的には、注意散乱の感、記憶不良の感、ものに倦みやすく、疲労しやすく、刺激性にして腹立たしく、些細なことを気にして、取越苦労多く、悲観的となり、人に会うのを嫌う等、もし系統的にくわしく症状を列挙すれば限りがない。はや睡眠に関する種々の障害を挙げるのを忘れていたようなものである。

ここで何々の感といったのは、実際にその症状があるのではなく、たんに当人の自覚にすぎないからである。とくに精神的なものは、たんに本人の独断で他の人にはこんなことはなくて自分だけの異常と思っている注意なり、記憶なり、疲労性の程度なり、これを実際的に検査してみれば、その結果はけっして常人と異なるところはないのである。とくに前に挙げた学校の成績が優等で、しかも読書に精神が統一しないとか訴えるものがあるのを見てもわかることである。

また多くの神経質の患者は、本や雑誌やで神経衰弱の症状を読んで、そのすべての症状が自分に備わっているといって、はなはだ欲ばっているものがある。こまごまと漏らさず自分の容態を列挙して、医者の手ぬかりのないように、充分の理解をもってもらって、心尽しをして完全無欠に治してもらいたいのである。どこまでも欲ばって自分のことばかりを考えているのである。私はこのような患者に対して、ともかくまず自分で最も苦しいと感ずる一、二の症状を訴えるがよい。それから順々に治していかなければならないと、逃げを張るのである。本にあるすべての症状が自分に当てはまるというのは、当然のことである。それはすべての人の有する一般感覚であるからである。寝過ぎて頭の重いことも、食い過ぎて胃に不快感のあることも、ズボラにしていて気分の引き立たぬことも、ほかのことを考えていて読書のわからぬことも、皆誰でも同様である。疲労しやすい、ものを気にする、どうしたらこれを人と比較し、その程度を決められるというのであろうか。

自己診断を医者にいうな

神経質の患者が、医者の診察を受けるときに注意しておきたいことは、自分は神経衰弱である、強迫観念であるとかいわないことである。患者は第一に医者の診断を要求しなければならない。自分でつけた診断をもって医者に臨んではいけない。その診断はつねに間違っている。患者の診断でオイソレと治療をしてくれる医者は、充分にその病の性質を理解してのことかどうか、けっして当てにはならない。これでは神経衰弱の売薬を買うのとあまり隔たりはない。医者の実際の手腕は、個々人について、各々の場合における臨機応変にあるのである。患者は医者に訴えるとき、つねに自分の容態を具体的にいわなければならない。抽象的にいうから、その診断も治療も漠然としたものとなる。一般の病はほとんどつねにその容態がはっきりとしている。それは実際であるからである。たとえば神経質の頭痛でも、いつ、どこが、どんな感じであるか、ということを正確につきとめ、説明して医者に訴えればよい。ただ曰く言い難しではいけない。もしこれを正確に具体的に示すことができれば、たんにそれだけでも、漠然とした症状はなくなるのである。

神経質症状の発展

ではこれらの神経質の症状はどうして起こり、いかに発展していくものであるか。その一、二のものを説明すれば、その他の症状は推して知るべしである。今たとえば頭痛、不眠、心悸亢進とかいうものについて説明してみよう。

たとえば朝寝過ごしたり、ノラクラと寝たり起きたりしているとき、試験の勉強をしたとき、あるいは流感の後、あるいは産後まだ日がたたないときに何か少し無理をしたときなどに頭が重かったり、痛んだりすることは常人はこれを当然のこととも何とも考えずに、そのままに看過しているから、その時々に忘れてしまう。それなのに神経質の人は、これに注意を傾注し、さらに苦痛を気にし、病を恐れるから、ますます種々の感じの細かいことまでもわかるようになる。この、注意すれば感覚が鋭敏になり、感覚が強くなればますます注意がその方に集注するようになるという交互に発展していく関係を、私は精神交互作用と名づけて神経質症状発展の説明を試みたのである。このために神経質はたえず頭痛に悩むようになり、これを病と思って恐れ、自分が人並に活動ができず、勉強のできないことを悲観してもっぱらこれを治そうとすることに執着し、精神交互作用はますます発展して、治療法を講ずれば講ずるほどいよいよ複雑な症状になって、若いときの長い年数をこのために犠牲にするようになる。睡眠不足のためかと思っては長寝をし、働いたり勉強したり、ものを気にしたりしては病にさわるかと迷妄してはますますダラシない生活を送るようになる。ダラシなくなれば身体精神の働きはますます萎縮荒廃して何ごとにも堪えられなくなり、頭の重いことはますます常住になってくる。患者は一途に病のことのみに執着しているから、こんな平凡なことにも少しも気がつかない。この頭重から前に挙げた種々の症状が付属してくることも想像に難くはないことである。

睡眠障害と夢

次に何か心配ごととか感動とか、心身過労とか、何かの病後とかに、人は当然不眠や睡眠障害を起こすことがありがちである。普通の人はこれをそのときだけの苦痛として、何とも深く意に止めないから数日ののちには平常に復する。それなのに神経質は何でもかでもただちにこれを病的と考える。不眠の苦痛から早く逃れようとする。安眠の工夫に精神を傾注する。もしこれが人間の睡眠の状況、自分の素質または持ち前としての眠りの状況を研究する態度にでもなれば上等であるけれども、ただ一も二もなくこれを病的と決めてしまっていたずらに恐れふためくのである。そもそも睡眠とか忘却とかいうものは、そのことが念頭から離れ、そのことに対して何も思わないようになってのことであるということは、愚人でも知っていることである。眠ろう忘れよう、思わないようにしようと、思い考え工夫し努力するときに、どうして眠りまたは忘れることができようか。神経質は眠ろうとする。いよいよ眼が醒める、不安になる、ますます眠れない。ついには身体の違和が起こる。逆上する、熱感、発汗、その他種々の症状が付帯してくる。本人は自らこれを神経衰弱と診断するのである。また、たとえ眠っても安眠ができない、夢が多いという。普通の人は、安眠も夢も全く無頓着であるから、そんなことはどうでもよい。神経質は恐れをもってこれを詳細に観察するから、ますますこのことがわかるようになる。およそわれわれの睡眠は、臥褥《がじょく》（床につくこと）時間を七時間として熟睡ははじめ寝つきの一、二時間と朝起前の三十分位のものである。その間の時間はただウトウトと半睡の状態である。子供でさえもちょっと呼べば返事をするのである。普通の人はこの半睡の時間も何の気なしに横たわっているから、眠っているのと同じ気持ちである。なのに神経質で夜中醒覚して眠れないというのは、眠れないという恐れと眠りたいという努力のために精神活動が起こって、そのために意識が明瞭になってくるのである。これらはどっちにしても僅かの差別であるから、身体に障るということはない。

これが、神経質の不眠が数年にわたってしかも身体に衰弱の起こらない理由である。
また夢は半睡半醒のとき、もしくは醒覚の刹那につねに見るものである。普通の人は無頓着であるから、問うても自分は夢を見ないと答える。にもかかわらずその人に対して、つねに夢を観察、研究する稽古をさせれば、いつでも夢はあるものであるということがわかる。神経質のある患者は、内容は忘れるけれども毎晩夢を見るとかいって、これを睡眠不熟の証拠として心配しているのである。

心臓機能の障害

次に心臓機能について、これは身体動作にも、精神的活動にもつねに変化しているものである。心配や驚きのときにはただちにその搏動が高まる。神経質の患者のうちには、自分で心配したり医者の前に行くと心悸亢進を起こすとかいって、その事実を承知していながら、しかも自分で心臓の故障があるものと心配しているものもある。

心悸亢進の起こる動機も、病後の衰弱の際とか、心臓麻痺で死んだ人を見たとかいうことから、この病的感覚にとらわれるようになる。患者のうちには、つねに自ら脈を按じてその数を数えて心配しているものがある。体重や体温は自ら測っても変化はないが、脈搏は自分で測れば、その時々の心持ちによってつねに変化するのである。心配し驚くほど、ますます多くなる。ますます不安になる、いよいよ脈が多くなる、枕につけば全身に搏動を感ずるようになる。これに付帯して、手足が冷却するとか、震えを起こすとか、口が乾くとか、小便にたびたび行くとかさまざまの症状に気がつくようになる。実はこれはたんに心配、不安ということの現象であって誰でも日常経験していることであるけれども、普通の人には、こんな微細な自己観察がないから、そんなことには少しも気がつかないのである。

以上いずれの症状でも神経質の患者は、病の心配とズボラになることとで、両方相俟って交互に実にその身体を虚弱過敏にしていくものである。

4 健康と疾病

病とは何か

まず病と健康ということについて、一通りの理解をもつことが必要である。病ということは生命に対する障害である。生命とは、よく生き永らえて、その生活を全うすることである。生活を全うすることが目的であって、生き永らえることは手段である。たんに生き永らえているだけでは、それはいわゆる酔生夢死である。それを健康ということはできない。さりとて、生きていなければ生活の目的を達することはできない。この手段と目的とが、一つになって離れないときに、そこに健康がある。

生れつきの病気

生命に対する障害とは、身体と活動とが一人前に足らず、また種々の障害をもっているものをいうのである。これに生れつきのものと、長じてのちに起こるものと、臨時に一時故障を起こすものとがある。生れつきのものには、一寸法師でも、腕の欠損したものでも、近視眼でも、白痴低能でも皆いわゆる片輪であって、病というべきものである。この不具でも、生れつき両腕のない男で、足で字を書き弓をひくことの巧妙なものがあったり、柳生十兵衛は片眼で武道の達人であり、塙保己一は盲目で大学者であり、ヘレン・ケラーは盲聾唖で、しかも各国の語学に通じ、大学を卒業し、著書もたくさんあるというふうで、身体は病気であっても、一人前以上の生活を全うすることができる。こんな場合には、その生の目的を達するというえで、いたずらに身体が頑健で、ノラクラの一生を終る者よりは、いくら幸福であるか知れない。すなわちこれは生の目的に対する努力のために、手段はむしろどうでもよいという場合である。またこんな人は、いたずらに自分の不具を恨み、悲観し、卑屈になることを忘れて、精神が一途に活動の欲望に対して突進したものである。

長じて起こる病気

長じてのちに起こる病でも、実はその人の素質すなわち生れつきの体質ないし気質の基礎の上に起こるものが大部分である。肺病でも、癌腫でも、卒中症でも、これに罹りやすい素質があって、はじめてこれに罹るのである。酒の中毒症でも、酒乱でも、皆その人の生れつきの気質から起こる。ある百七歳で死んだ男は、三十歳頃から、毎日晩酌五合以上を傾け、百歳近くなっては三合位に減じたとのことである。これもその男が頑健なる身体の持主であったので、酒を飲んだから長生きしたのではない。もし酒を飲まなかったら百二十五歳までも生きたかも知れない。またある男は三十歳ばかりのときから歯が全くなくなり、それでも八十歳まで長生きした。古来長生きした人に、その長寿法を聴けば、なかにはずいぶん変わったものも、平凡なものもあるけれども、第一に必要な条件は、その身体の素質である。電車の怪我でも、心中するものでも、放蕩者でも、皆その人の素質ということが最も大切な条件である。軽率でなく、感動性でなく、ズボラでなければ、そうしようと欲したとてできるものではない。精神病の真似でも、その人に精神病的の傾向がなければけっしてできるものではない。自殺などもけっしてその素質がなければ、模倣しようたって、それは駄目である。神経衰弱症状すなわち私のいう神経質は、いかに悲観し困窮したとて自殺はできない。いかに工夫しても、あるいは時に自殺しかかったとて、間一髪その自殺を逃れるのである。ヒステリーは、これに反して精神病の真似もできれば、自殺もできる。この神経質やヒステリーも、年頃になって、追い追いとその病的特徴を現わしてくるようになり、素質の軽いものは、三、四十歳にもなり、何かの機会からあたかも後天性に偶然起こったように見えるような場合もある。

臨時に起こる病気

臨時に起こる病気は、主なるものは、伝染病のようなものである。これでさえも、その病菌が身体に入ったとて、必ずしもその伝染病にかかるものではない。昔コッホがコレラ菌を発見した当時、衛生学教授のペッテンコーフェルはコッホの説に反対して、乱暴にも自らコレラ菌を呑んで、その黴菌で発病するものでないということを実証しようとしたが、幸にもコレラに罹ることを免れたのである。ペッテンコーフェルの行為はあまりに無謀であったけれども、ともかくも病菌ばかりでは、その病を起こさないということが証明された。これはその体質によることであって、これをその病に対する免疫性というのである。チフス菌、脳膜炎菌なども、身体内にこれをもちながら病に罹らないものがある。あぶなかしい話である。これを菌携帯者というのである。その他感冒にかかりやすい、咽頭が腫れる、下痢する、子宮内膜炎に罹る、皆その体質がつねに重要な関係をもっているということを忘れてはならない。

どうして病が起こるか

それで、この病の起こる条件としては、素因（または内因）、と機会（または境遇）と病因（または外因）を挙げることができる。

器質的と機能的

たとえば伝染病について見れば、これに罹りやすい体質と、身体衰弱またはある局部の抵抗力の弱くなる機会に遭遇したことと、これに病菌の侵入することによってはじめて起こるのである。また電車の外傷についていえば、軽率の気質と、酒に酔うとか、身体が疲労しているとかいう境遇と、電車の外力とが揃って、はじめて起こることである。こんな種類の病はこれを器質的のものといって、身体に一定の欠陥なり変化なりのあるものである。

また一方には、機能的な病というものがあって、身体の器官そのものには変化はないが、ただその働き、すなわち作用に故障のあるものがある。登山をして脚の痛むのは、疲労による機能性の故障である。また筋肉の廃用萎縮というものがあるが、筋肉を全く使用せずにおれば、しまいにはその筋肉が萎縮してしまって、その働きを失うようになる。身体のすべての器官は使えばますます発達強力となり、使用しなければその用をなさないようになる。頭も使わず、苦労もしなければ、ますます精神の働きも遅鈍となるのである。この機能的な病は前の器質的のもののように外因を要せず、機会的な関係が主となって起こるものである。

この器質的と機能的との区別は、従来慣用されていることであるけれども、実は根本的な区別ではない。すなわち疲労なり萎縮なりといえば、すでにそれは身体的な変化であるからである。

これはあるいはその原因として、外部よりくる病原を必要としないということがかえって都合のよい区別になるかと思われる。

精神的な病

その他従来あまり学者の注意しなかった精神的な病を区別することができる。これは従来機能的なものと考えられていたけれども、その器官の働きすなわち機能に変化があるのではない。すなわち疲労とか萎縮とかいうようなこともない。たんに感情発動の異常や、誤想、迷妄等から起こるものである。神経質とかヒステリーとかいうものがそれである。これにはもちろん全く外部より病原の侵入を必要としない。また従来学者は、これに対してその境遇や機会的原因をはなはだしく重く見ているけれども、私はこれをごく軽く見て、その生れつきの気質というものに重きを置くのである。何となれば驚き、恐れ、心配、悲観等の事柄は、どうせ生活の間には、誰でもたえずつねに遭遇していることであるからである。

フロイトはヒステリーの原因をごく幼時までもさかのぼった性欲的な感動の事実に帰するというきわめて奇抜な説を立てているけれども、私の見るところによれば、同氏のいうような事実は多くの人々にありがちのことである。しかもこれらの精神的原因から、ヒステリーや神経質に罹るものはきわめてその一小部分である、すなわちこれに罹るものは、その人のこれに罹るべき素質が必要であって、これに罹らない素質をもっているものは、いかにその機会的原因は大きくとも、けっして罹るものではない。これが私がこれらの精神的な病に対して、機会的原因を重く見ない理由である。

以上述べたところにより、器質的な病は素質と機会と病因と三条件が揃って起こるが、機能的な病は病因を要せず、さらに精神的な病は、たんに素質ばかりで起こることができる。いずれの病でもその罹病の最も重大な条件となるものは、その素質であるといわなければならない。

病の迷信

病といえば薬、神経の病には催眠術（マジナイ祈禱も同理）とか考えるのは、在来の伝統による迷信である。今日の医学進歩の世の医者でさえも、まだ充分にこの迷信を離脱しているといえない。指の切れたものが、これに薬をつけたとてその指が伸びるものでもない。白痴につける薬がないということは人の知っていることである。疲労のときに薬をのんだとて、これが回復するものではない。入浴するとか、酒を飲むとかして元気づくのは、たんにその心持ちだけであって、実際には相当の休息をしなければ疲労は回復するものではない。

普通の病というものは、その故障を起こす条件、事情が種々複雑なものであるから、その関係がわからないために、誤って種々の治療が効果があるように思われることが多い。すべての療法は、生命の活力によるいわゆる自然良能の補助をなすに止まるものである。あたかも植物を作るのにこれに適当な土壌と日光と空気とを供給し、害虫を除くようなものである。これに薬をつけても、引き伸ばしても植物が生育するものではない。

金の世の中における医者

医者が患者に薬を与え、種々の治療を施すということは、たんに医学の理論によってばかりではない。その外に種々複雑な社会的な関係がある。これを医者が生活の職業として見るとき、また当世滔々たる社会一般の風潮である金の世の中ということも考えてみなければならない。まず一般の医者の風習として、診察すれば必ず薬を与える。これは医者と患者との相対的関係である。どっちが良いとも悪いともいうことはできない。悪くいえば両方が悪いのである。もし医者の職業として、薬を与えないで、診察料を取らなかったら、どうなるであろう。一方には患者は、どうせなら薬をもらった方が利益とでも考えるであろう。そのうちに不必要な薬をも与えられるということが一般的風俗となり、迷信がその上に堅い地盤を作るということも、あまり想像するに難くないことと思われるのである。この迷信の基礎の上に、患者は薬をもらえば気が休まるだけでも得であると考えるのでもあろう。こうして気が休まるというううちに、正しい治療の法を誤って、病は知らず識らずの間に増悪するということは最も危険であり、また不必要な薬を飲まされ、いたずらに病でもないものを病と恐れて、ノラクラとしていることもはなはだ無駄なことである。

患者を迷わす種々さまざまの医者

某眼科の博士は、近視とか潜在遠視とか診断をつけた患者に、一カ月分の丸薬を持たせて帰すとのことであるが、私たちの見解からすれば、医学上何の理由があるか、判断に苦しむのである。また生殖器性神経衰弱症とか標榜する某博士がある。ある若い処女に対して潜伏淋病という診断をつけ、毎日局部の洗浄をする。一カ月分、前金で払えば、二割引とのことである。

医学では治療期間の予定がほぼ確実に決まる。しかしこの場合には、私の見解からすれば、この患者はこんなことで治癒するものとは思われない。また某医師は、盛んに若返り法というものを宣伝している。私は最近三、四のその手術を受けた若者を見た。神経衰弱がこれによって治るということに迷わされたからである。もちろん治るはずはない。

また多くの医者は、神経衰弱といえば、一も二もなくただちに電気をかける、スペルマチン、カルシウム、沃度、食塩水その他何々の注射をすることが流行している。これらの治療をやり尽くした神経質の患者は、ついにその効能のないことに懲りてしまうけれども、新手の患者は後から後からこの迷惑を蒙っているのである。こんなことも社会における医者と患者との相対的関係であるから、患者がこんな目前の慰安、目先の変わった新療法を要求すれば、医者もまたこれに対する供給の門戸を張るのは当然のことである。

これら電気や注射療法のようなものも、その三、四回目の療法の頃には、いくらか効果があるように思われる。それは精神的ないわゆる仮面暗示によるものである。七回、十回となればもう元に返り、その先、いくら続けても効能は現われてこない。愚直な患者のうちには六十回、八十回と続け、ついに効なくて私のところへ来たものがある。

これらの治療の場合、医者の立場となれば、数回治療ののち、患者は軽快したという。すなわち医者もこれをこの治療の効果と認める。その後患者はいつとはなしに来なくなる。医者は、その効果がきわめて一時的なものであるということを明らかに知らない。特別にこの方面を研究する医者でなければ無理もないことである。医者と患者とどちらが悪いとも良いともわからない。どちらも互いに僥倖や、利得をねらっているということを心の底から没し去ることができるであろうか。

病に対する患者の態度

何はともあれ、もし一途に、自分の神経衰弱症を治しさえすればよい、とあせっているような読者のためには、こんな直接に治療に関係のないような話を長々とされては、うるさく思われることであろう。しかしここをゆっくりと落ちついて考えなければならない。まず第一に自分の迷妄を離れて、社会一般の風潮に漂わされないようにしなければならない。

病の性質を知れ

まず病を適切に治そうとするには、第一にその病の性質を知らなければならない。性質を探求することを少しも心掛けないで、いたずらにさまざまの療法に迷うのは、盲目の手探りで、まぐれ当りの僥倖を期待するものである。もし断崖から墜落しなければ幸である。

私はすべての病が起こるのに、生れつきの素質ということが最も大切な条件であるということを説明した。ちょっと考えると宿命論のように思われる。すなわちわれわれの運命は、宿世の因縁ではじめから確定されていて、人力では如何ともやりくりがつかないというふうになる。病も死も、なるようにしかならない。治療も何もあったものではない。すてばちの自暴自棄というようになると考えられるでもあろう。それは理論である。ここがなかなか難しいところである。そんな小理屈はどうでもよい。まず自分自身の本性に立ち返ってみればよい。生きとし生けるものには生命の力と向上発展の欲望とがある。没却することのできない力である。虫は虫、獣は獣、人は人、各々その素質は異なるが、この生の欲望は一つである。

人には賢愚、美醜、強弱、各々その素質がある。しかも皆その生の欲望は一つである。自分は他人に及ばない。顔が醜い、悪い性質をもっている。さればといって、これを塵溜の中にうっちゃるわけにもいかない。記憶の悪いものは、人よりも余分に勉強すればよい。記憶をよくする薬を求めようとするのは、迷信であり、僥倖へのあこがれである。不死の薬を求めるのと五十歩百歩である。身体が弱いならば、徐々に撓まず努力すればよい。ヴィタミンを呑んだからといって、けっして肥満するものでもない。心に煩悶のあるものは、どこまでもその煩悶の解決のために心胆を傾注すればよい。酒や阿片で誤魔かしたとて、けっして真の安心を獲られるものでもない。

しばらく小理屈を離れて、自分自身の本質に立ち返ってみるがよい。これが自分の生の力である。発しては万朶の桜となり凝っては百錬の鉄となるものがここに存するのである。この自己本来の自然に返ったときに、病者も健康になり、弱者も強者になる。かつて悲観した素質ということも今はどうでもよいことになる。けっして宿命論ではない。われわれはどこまでも発展する生の力をもっている。盲目で保己一ともなれば、病弱でダーウィンともなり、煩悶の極、王位を捨てて釈尊ともなり、片輪者で柳生十兵衛ともなれば、ヘレン・ケラーともなるのである。

さて、健康とは生命と活動との関係であるということを述べたが、当世物質的、外面的文明の温室育ちのような衛生で、たんに生きているというだけでは健康というものではない。片輪でさえもその活動が大きければ一人前以上である。頭痛持ちでも、頭の働きの悪いものでも、煩悶のあるものでも、もしこれが素質であれば仕方もない。もし自己本来の活動欲のままに進んでいくならば、かつて悲観した素質も今はどうでもよいことになる。すでにこのときには、頭痛も煩悶も昔の夢のように思い出されるのである。これが神経質の治癒である。

話があまり総括的、抽象的になり過ぎたけれども、神経質に対する一般の心がけを説明しているつもりである。

神経質の病状は生理的

神経質はまず些細な容態までも一途にこれを治そうとすることをやめて、静かに自分の病と思われるものの性質を考えてみるがよい。神経質者は、一方にはあるいは近視眼であったり、あるいは体格が悪かったりしていても、それぱかりを悲観したり自暴自棄になったりすることはない。また一方には、身体がはなはだ強健であったり、成績が優秀であったりしても、これを喜んだり放縦になったりすることもしない、それは持って生れた当然のこととしているからである。しかも頭痛持ちとか、不眠多夢とか、記憶が悪くなったとか、頭の働きが悪いとか、ものを気にするとか、卑屈であるとか、さまざまのことを苦にし悲観し、無暗にこれを治そうとあせる。あせればあせるほどますます悪くなる。近視を治そうとして、眼をこすったり、揉んだりするようなものである。いや神経質の症状は実は近視のような病的ではなくて、生理的なものである。面白いことには、学校の成績が優等であって、しかも読書して注意が散乱し理解が悪いということを苦にするものがある。優等のことは何とも思わず、読書に対する気持ちのことのみを苦にするのである。物を買ってその品物の有効なことは思わないで、金を無くしたことを悲観するのと同様である。数年間も不眠に悩む患者が、相当の活動もでき、身体は少しも衰弱するということなしに、このことには少しも満足の意を表さないで、その不眠ということのみ苦にする。肺病恐怖の患者で、身体は強壮になり、栄養は良くなっても、本人は身体のことなどはどうでもよい、ただ恐怖煩悶の苦痛に堪えられない。むしろ実際に肺病になった方がよいとかいってだだをこねるものがある。

ある赤面恐怖の官吏は、栄達もよく、多くの下僚の上に立つものであって、しかも自分の位置は当然のこととして満足せず、いたずらに自分の赤面恐怖の苦痛に悩むのである。ある若い同じ赤面恐怖の一患者は、一日この患者と会談して、のちに「知事にもなるような人が赤面恐怖になるものか」といって、大いに自分の意を強くしたというようなこともあった。

鞍下に馬なき心境

これらは皆、たんに自分の限局した、ある苦痛というものにのみ拘泥執着して自分自身の全体の関係を見ることができず、いたずらに我情に支配されるからである。もし患者が一途にこの苦痛を取り除こうとあせることをやめて、静かに自身を観察することができるならば、自らその病の性質もわかるべきはずである。たとえば頭痛持ちでいえば、多年このことに悩んでいて、しかもさほど増悪もしなければ変化もしない。すなわち恐るべき器質的な病でもなければある機会的な病変からきたものでもないということがわかる。また日常の生活中にも、朝寝をしたり食い過ぎをしたり、ずぼらにしているときにはかえって悪く、仕事に熱中したり、活動の調和を得たときには頭痛がなくなり、試験の勉強や、一身上の大事件等のときにはかえってその病感を忘れているということがつねに自ら経験されているはずである。すなわち静かに自己を顧みることができさえすれば、その病の性質も治療法も自らわかってくるはずである。それでもこれがわからないのは、いたずらにこれを治そうとのみあせるからである。これを自分の持ち前の素質であると観念すれば、近視であって近視の不便を思わず、頭痛があってその苦痛を感じない。いわゆる鞍下に馬なき心境になり得るのである。不眠や煩悶や強迫観念等も皆これと同理によるのである。

なお神経質の患者は、自分で脳が悪いとか、何か身体に変化があるとか、漠然といわゆる器質的な病を想像して恐れていることが多い。にもかかわらずもしこれを器質的なものとすれば、それは近視眼とか心臓弁膜症とか器官の欠陥または変化であるから、薬を飲んで治るべきはずのものではない。すなわちこれも持ち前の素質としてあきらめるよりほかに仕方はない。ただそれ相当の活動をして生を全うすればよい。そうすれば、たとえ身体には欠陥があっても、前にも挙げたように一人前以上の健康を保つことができる。すなわち生命を全うすることは、たんに生きているというだけの消極的衛生では駄目である。

十年の病症も一朝に治癒すべし

ただ臨時に経過性に起こる病が、普通、医術のもっぱら力を要するところである。その経過にはもちろん長いも短いもあるけれども、神経質で相当の年数を経たものは、その症状の変化のないことによっても、これに属する病でないことがわかる。神経質で、卒倒を恐れ、あるいは心臓麻痺を恐れる患者が、ときどき立ちくらみや頭のふらふらすることがあったり、あるいは心悸亢進を起こし、不安に襲われることがあるけれども、これでも年数がたち、しばしばその経験を積めば、けっして実際に卒倒することはないし、また心悸亢進発作でも、きわめて少時間のことで、医者が来る頃にはケロリと治まっているという自身の経験で、けっして実際の危険はなく、またその病が増悪、変化するものでもないということが容易にわかるべきはずである。それでも患者がこのことがわからないのは、ただ漠然と病ということを恐れ、精神がそのことにのみ執着しているからである。これを自分の持ち前のことで仕方がないと決めてしまえば何でもない。すでにこの心境になってしまいさえすれば、もうそこに恐怖もなければ発作もない。十年の発作に悩む患者でも一朝にして治癒するのである。

つかまえどころのない病

神経質の患者が医者に診察してもらえば、医者はどこも身体に病気はないという。患者は何か病気があってくれなければもの足りない。さればといって病気といわれるのは恐ろしい。これがその患者の迷妄である。病気でないといわれる幸福を悦ぶことができない。こんなに苦しいのに病気でないはずはない。今日の医学もいまだ到らない病気が潜んでいるに相違ないと考える。そこで医者はこんな患者に対して、神経衰弱という病名らしい名を与える。これも、患者の要求に応ずる医者の態度からといってもよい位である。患者はまたその病名を聞いて、さらに漠然と何か重大な病かと思って大きな恐れをもつようになる。それなら神経衰弱とは如何なる病かと問えば、それは「きみの訴えるような容態の病である」ということになる。従来の物質的医学では、その本体がわからなかったのである。悪くいえば、神経衰弱とはこんな容態のものである、こんな容態が神経衰弱である、といういわゆる循環理論から脱することのできないような状態にあったのである。神経質はすなわち病と健康との間に、空にフラフラとしている病である。実際に神経質患者でも、真の病に罹ったときには、神経質の容態はなくなるのである。チフスに罹れば生命を脅かされているために、頭痛や不眠のことにかれこれと拘泥しているわけにはいかない。すなわち大きな苦痛も、行きがかり上の止むを得ざる当然のこととして、往生しているからである。神経質の容態がなくなるのではない。それ以上の重い苦悩であるけれど、生命のためにその苦悩を度外視するのである。その他、脚気に罹って、心悸亢進を起こせば、今までのような心悸亢進発作もなくなり、実際に肺病にかかれば、肺病恐怖の強迫観念はなくなるのである。たとえば自分の地位や財産を得るために汲々としているものは、たえず種々の心配に悩まされるけれども無一物の裸一貫になるとか、確固たる境遇に安心するとかすれば、煩悩もなくなるのと同様である。

さて、神経質は、つかまえどころのない病であるから、医者は患者のくどくどとした訴えに対して持てあますようになる。患者は「溺れるものは藁でもつかむ」というふうに、何でも構わぬ新奇の療法を要求する。そこで需要者に対して供給者が出来る。しかもその療法は病の本性からはずれているから、効能のあるはずがない。皆見当違いである。このために、神経衰弱の療法ほど、多種多様なものは他に類がない。近来はとくに注射療法の種類でも数えきれぬほどである。その他理学的療法の仮装をしたところの迷信療法か詐欺療法かわからぬさまざまなものがあり、売薬の種類でもずいぶん多いことであろう。ある患者は六十幾種の薬を試み、その他注射療法、迷信療法等をやり尽くしたのであった。これらの療法にもついに救われることができずに、さらにいわゆる精神療法とか何とか迷信療法にまでも行くのである。あわれなる者よ、それは神経質の名である。されど、これはその本人の迷妄から起こる自業自得である。その迷妄の虚につけこむものは虚偽と悪辣とである。大きくいえば需要と供給の関係である。

医者に診察を受けるときの患者の態度

次に神経衰弱症の患者が医者に診察を受けるときの態度について述べる。患者ははじめ自分で病と思えば、ともかく一度医者の診察を受けることが必要である。それは前にも述べたように身体病、脳神経病ことごとく神経衰弱の症状を呈しないものはないからである。医者は患者の病のありかたを洞察してこれを探さなければならぬが、また一方には頭痛、不眠なり心悸亢進なりあるいは記憶の悪いことなり、どれでもその一つをくわしく調べることによって、それが神経衰弱であるか他の病から起こるものであるかということがわかる。それはたとえば一つの木の葉なり皮なりを調べて松なり桜なり何の木であるかということがわかると同様である。神経衰弱の患者は微に入り細にわたり、どこまでも詳細に自分の容態を医者にいわなければ医者が診断ができぬと思っている。また、頭痛なり心悸亢進なりが最近急性に起こったものならばともかく、それがすでに半年なり一年なりを経ているものならば、その経過によって神経衰弱ということがわかる。たとえば木の葉が半年も同様の形式で著明な変化がないならば、それは造花の葉であるということがわかる、もし生きた葉ならば、萎《しお》れるとか枯れるとか必ず変化があるものである。頭痛でも心悸亢進でも、身体病から起こったものならば必ず変化なしにはいない。

このように医者の診察によって、どこにも身体に病はなく、たんなる神経衰弱であると決まれば、その診断によって、患者ははじめて安心してそれまでの取越苦労はなくなるわけである。これがいわゆる神経衰弱症にかからない普通の人の場合である。しかるに神経質はそう簡単にはいかない。どうもいろいろの苦痛がある。なかなかよくならない。医者は病気がないというけれども、こんなに苦痛であっては病のないはずはない。医者は無責任である。まだ今日の医学で医者の知らない病が潜んでいるに相違ない、とかいうふうに疑いかこち不満を懐くというふうである。ある眩暈その他の症状に悩んでいた患者は、発病以来五年の間に五十一人の医者を数えた。で、医者を疑う結果、かえってアベコベに医者から電気とか注射とか効能もない種々の治療を施されて、玩弄物にされたような形になってしまうのである。これがもし普通の人ならば、医者が病気でないというから、少々苦しくとも普通に働いているよりほかに仕方がない。そのうちにはまた何とかなるであろう。もし悪ければそのときはまたそのときのことにしよう、位にアッサリと考えているからそのうちにいつとはなく病気のことを忘れてしまい、神経衰弱も長持ちはできないのである。神経質がもしこの気合になることができれば、すなわちその病は全治するのである。これに対する心理的説明はちょっと込み入っているけれども、宗教的にいえばこれがいわゆる他力の法門であるのである。理解のよい患者ならば、たったこれだけのことで多年の神経衰弱も一朝にして治るのである。教育の素養も知識も必要はない。しかるに今日文化的知識が悪用されるために、かえって種々複雑な重症神経衰弱症になるのである。ひとたび心機一転南無阿弥陀仏と唱えればたちまちにして救われると同様である。

心配は取り去ることができない

ある患者は三年前に心身過労と、大酒の後に、逆上、頭鳴、肩熱感、心臓部異常感等を起こした。多くの医者にかかったが治らない。四カ月ばかりののち、ある医者から肺尖に疑いをおかれた。その後多くの医者に肺尖には全く異常がないといわれたけれども、肺尖に対する恐怖とともに神経衰弱の症状はますます複雑になり、発病以来全く家事も職業も捨ててしまうようになった。患者は自分は重病であって早晩死なねばならぬと思っている。身体は強健である。患者は自分の身体の容態よりは、むしろ自分が病をいたずらに心配することで煩悶しているのである。私はこの患者に対して、「この病は三年来の悩みにもかかわらず今まで身体の衰弱を来たさなかったように、こののち十年二十年たってもけっしてこの病のために死ぬことも重くなることもない。したがって職業に従事しても差支えなく、また日常家事を見て相当の活動をしなければ治らない。これが私の診断である。信ずるか信じないかは各々その人の勝手である。また一方には自分の病に対する心配、取越苦労は、こののち十年二十年たってもけっしてこれを去らせることはできない。また、いかに心配煩悶してもけっして身体に障るとか衰弱するとかの恐れはない」というふうに教えるのである。

こんな場合、普通の人ならば、心配、恐怖は現在の境涯における当然のこととしてそのまま心配恐怖しているから、けっして長い日数続くものではない。そのうちに忘れてしまう。これに反して神経質は、心配すればますます身体に障ると恐れ、その心配の苦痛を何とかして去らせようとし忘れようとして、あせりもがくからますます煩悶苦悩となり長い年月を経てもけっしてこれを忘れることができない。

このように、もし神経質の患者がいたずらに姑息な安心を求めようとして人に頼り世をかこちするのをきっぱりやめて苦痛は当然これを苦しみ痛み、心配は当然これを心配して自分自身になりきり、自分の人生を猛進していけば常人と同様にけっして込み入った神経質の恐怖や苦悶にはならないですむのである。これが前に挙げた他力の場合に対して、いわゆる自力の法門である。

珍しい病例

神経質には、ちょっと表面的に考えれば、全く身体的な病で、精神的に起こったものとはとうてい想像し難いようなものがいくらでもある。今思いつくままにその一、二を挙げてみよう。

ある二十六歳の商店員で、三年来ほとんど毎日二、三回の下痢があり、年中軟かな粥ばかりを食べていた患者があった。これまで名のある医者、専門家には大抵かかってきた。どの医者でも皆胃腸が少し悪いから食事を注意しなければいけないとかいわれて、皆似たような薬をくれる。ある関係から私の診断を受けることになった。

患者はずいぶん栄養は悪いけれども、結核性の病状もなければ胃腸に器質的な病があるとも認められない。その病状をくわしく検べると患者は神経質である。患者は外出しなければならぬ用事も多いが、つねに途中または外出先で便意を催すことを恐れて、外出のときには必ずまず便所に入って少しでも便通をしてしかるのちに出かける。途中でも一番よく気がつくものは共同便所であって必ずこれを見覚えておく、また知人の家ならば帰りには便用を足して帰ってくるというふうである。

嘔吐や下痢が精神的に起こることがあるのは一般に知られていることで、雷鳴のときに必ず下痢する人はときどき見るところである。この患者も実は恐怖により、ことさらに自ら下痢の習慣をつけたものである。この患者の下痢はつねに放屁まじりのごく少量のものを漏らすだけである。実際の不消化便ではないのである。嘔吐の習慣はこの下痢よりは、もっと癖のつきやすいものので一般に多いものである。

私はこの患者に対して、けっして不必要に便通をせぬことと多年の粥食をやめて常食を摂るようにすすめ、患者もはじめから思いきって大胆にやることはできなかったけれども、二カ月あまりのちにようやく全治することができたのである。

次は四十五歳会社員で四、五年来、直腸カタルというのに悩んできた。最近では胃腸病専門の病院に二、三カ月ばかりも入院して食餌療法を厳重にし、直腸洗浄を続けたけれども、完全に治らないで、これもある関係から私の診察を受ける機会がきた。

患者の主訴は裏急後重《りきゆうこうじゆう》（しぶりばら）である。大便がいつも思うように心持ちよく出ないで、出しても出しても後に残ったような気がする。しかも便通は毎朝一回だけである。便通に行けば、いつも一時間ばかりもかかる。ついに不満足ながらも便所から出てきて、あとは、身体はヘトヘトに疲労して一時間ばかりも安臥休息しなければ何をすることもできない。

患者は栄養は佳良である。多年にわたって便通一日一回という直腸カタルもないものである。この場合にも、診断はその患者の便通の状態を詳細に聴きただすことと、前例と同様に多年にわたって同様の症状が持続しているということとで、本当の器質的な病でなく、造花の葉のように真の病でないことがわかる。この患者は便通に対するきわめて些細な不快感をどこまでも完全に取り去ろうと努力に努力を重ねたために、当然の結果として肛門に鬱血をきたし、カタル様ともなり人為的にますますこれを悪くしたのである。

これに対する私の治療法はきわめて簡単である。まず患者は便意を催さなければ便所に行かぬこと、用便のときは、五分内外の時間で、便通の如何にかかわらず便所を出てくること、出た後に再び便意を催せば何度便所に行ってもよいということだけであった。食事などは従来の一定の摂生法を撤廃すべしというのである。

この患者は私の一回の診察で、十日ばかりののちに、多年の悩みから全く脱することができたといって、礼に来たのである。

便秘は神経質にはつねにありがちのものである。

ある二十四歳の農夫、十四歳のときから便秘に悩み、今まで十年ばかりの間、いまだかつて下剤を用いないで便通のあったことがない。最近には胃腸病院に五、六カ月入院したけれども治らない。

この患者は、私のところへ入院して四十余日で全治することができた。もとよりこの患者もその症状は便秘ばかりではなく、種々のいわゆる神経衰弱の症状をもっていたのである。入院のはじめ、十一日間便通がなかった。このとき便があまり硬くなったので、リスリン坐薬をさして便通がついた。次には七日目に自然便があった。もとよりはじめから少しも薬剤療法は用いない。その後には四日目三日目位となり、ついに隔日位に便通があるようになった。

この便秘は、前の下痢や直腸カタルのように一朝一夕に治すことはできない。それは便秘は患者の日常生活の結果であるからである。すなわち患者の日常における活動の状態や食事に対する誤った拘泥を去ることに対する精神的態度が出来て、しかるのちにはじめて全治するに至るのである。

十年の胃痙攣が一朝にして治る

これは私の心やすい知人であったが六十九歳の女である。十年前から胃痙攣に悩み、はじめ大学の青山先生から胃癌の疑いを置かれ、次に同大学の外科教授から胆石を疑われて外科手術を勧められたこともある。一年間のほとんど半分はこの苦痛に悩まされてきた。私も心やすい人であるけれども私の方面の病とも気がつかず、診察をしたこともなかった。ところが近年になって、某博士から神経性のものであるといわれた。そんなら一度森田にというわけで、私が診察したところが、思いがけなく、それは私のいわゆる発作性神経症であったのである。すなわちその発作の性質状態を詳細に聞きただせば診断がつくのである。この病例は私が「神経質の本態及療法」の論文中に書いてある。

この発作は大抵その時間が決まってくるものであるが、この患者は毎日、日に一、二回の発作が起こり、夕方六時頃に起こることが多かった。私は早速、患者を私のところに入院させて、まず発作の状況を実地に私が見る必要があるというわけで、患者にその日、六時までの間になるべく強く発作を起こさせるように努めさせた。起こりかけては止み、起こりかけては止み、なかなか本当の発作が起こってこない。三日目の午後に少し発作が起こったけれども、私が患者の頸筋のところを強く圧迫したら、その痛みとともに胃部の苦痛は下の方に下がって消えてしまった。

入院十二日で全治退院した。その後も稀には軽い発作が起こりかけたこともあったけれども、そのままで仕事ができないとか、床につくとかいうことはなかった。このときから今は五年を経た。その後他の病に罹ったことはあるけれども、このいわゆる胃痙攣発作からは免れることができたのである。

珍しい精神的陣痛発作

二十九歳、初妊娠、これも私の論文に載せてある実例であるが、この患者は私が四、五年来ときどき診察してきた神経質の夫人であった。妊娠九カ月のはじめに陣痛のような発作を起こして、某産科病院に入院して分娩の手当てをした。種々の手当てを施し、陣痛催進薬の注射等をもしたけれども、いつまでも分娩の模様がない。はじめは疼痛発作が一日二、三回で時間も短かったけれどものちには昼夜ノベツに疼痛発作を起こすようになり、患者は絶対臥褥のまま動くこともできないようになり、坐るとか寝返りするとかすれば必ず発作が襲来するのである。私が診察したのは入院後十六日目であった。私もこんなのははじめての経験であるが、しかもくわしく診察すれば精神的な疼痛発作である。私は早速、患者に私の前で発作を起こさせてみるようにした。患者はまず横に寝返りしたけれども起こらない。坐らせても、起たせても、寝台の廻りを歩かせても予期通りの発作が起こってこない。ついに発作はそのまま起こらないで、翌々日私が再び診察して患者を退院させた。

患者はその後二、三回、軽い発作が起こりかけたことはあるけれども、気に止めるほどのこともなく一カ月ののちに、産後小児は死んだけれども正規分娩をした。

上記二例は私の論文中に出ているので、ここでくわしく説明することはできないが、その病理は恐怖による疼痛の幻覚ということで説明する。患者は何かの機会からはじめある疼痛のような苦痛を起こし、のちには次第にその予期恐怖にとらわれて、たとえば同一の苦しい夢を反復して見るように、精神的に醒めていながらその苦痛の夢に襲われるようなものである。診断はその痛みの性状によって他の器質的な病と区別することができる。したがってその治療法はちょっと簡単には説明し難いけれども、患者をその恐怖に正面からぶつ
からせ、恐怖の内に突入してその恐怖に打ち勝つことである。それは本書の全体を読んで会得してもらわなければならない。

5　職業と神経衰弱

神経衰弱と職業との関係

いつも言うことであるが、これは必ず思いちがえてはいけないことである。それは一般に神経衰弱と称されているものを、私はとくに神経質と名づけていることである。

で、たとえば長途の強行軍をして疲労困憊したのをもって、私はこれを神経衰弱とはいわない。あるいは肥厚性鼻炎で、鼻がつまり、逆上し、刺激性となり、気がいらいらするようなことや、肺尖カタルで、疲労性となり、呼吸ぎれがし、精神過敏となることなども、私はこれを神経衰弱とはいわないのである。今もしこれらの過労や疾病に罹った人が、神経質という素質をもっているときには、その症状が複雑になり、またその疲労は回復しその病は治癒しても、なお精神的な執着により種々の症状が去らないのがすなわち神経質であり、一般にいう神経衰弱症である。だから必ず鼻の病や肺病と神経衰弱とを単純に考えてはならない。

こういう関係で、神経質はその生来性のものであるから、長じてのちに生活の手段とするある一定の職業から本病をとくに起こしやすいとかいう関係はあまり著明ではない。ただ本人の幼時の境遇は素質に対して、種々のやや著明な影響を及ぼすものである。下田博士（下田光造一八八五～一九七八九州大学医学部教授・名誉教授）などはとくにその影響の甚大なことを高唱する。すなわち親の職業、身分、知識、気質は神経質をもつ児童に大きな影響を与えるものである。

男女の別と神経衰弱

神経質の病に罹ったものとその職業とについては、私の経験したもので、手近な記録が五百二十九人ある。うち、男四百七十五人で、女五十四人である。

一般に女子は心身過敏で、且つ分娩という一大事業があり、俗に「血の道」などといわれる実際の神経質症状もあって、女は男よりも神経衰弱に罹るものが多いと見なされている。しかしこれはたんなる表面的な観察であって、すぐに信ずることはできない。また一方には、私のところへ来る女子の神経質は僅かに男子の十分の一である。しかるにこの統計をもって、すぐに女の神経質が少ないということができないのはもちろんである。で、推測するに、男は多くの医者を訪い、種々の治療を試みる自由を多くもっているけれども、女にはこれがない。女で診察を受けに来るものは、多くはその症状が重くて複雑である。そして、どちらかといえば富裕で贅沢な治療ができるものか、でなければ神経質の素質がはなはだ重いものかであるようである。また一方には、医者にかからないものは、家事を捨てることができず、いわゆる「忙しくて患う暇がない」というふうで、たとえ神経衰弱が多いにせよ、それは単純なもので、治療せずに、どうかこうか事の足りているものであるかも知れない。西洋の学者は教師、看護婦に多いとかいうものもあるけれども、これも単純に考えることはできない。

職業の種類と神経衰弱

次に男子患者の職業について、その数字を挙げてみれば、

学生一五三人、商業七九人、会社・銀行・商店員五二人、農業四七人、職工四三人、官公吏・軍人三九人、教員一七人、医師・画家・僧侶・記者一六人、実業家一五人、無職一四人である。

これで見ると学生が最も多くて三二％になり、全体の三分の一に当たっている。しかし、これをもってただちに学生は最も神経質にかかりやすい、今日の試験制度、勉強過度が大いに関係しているなどと速断しては、けっして科学者の態度というものではない。神経質は先天性素質であって、思想の発達する青春期から発病するものが多いのであるから、学校教育普及の今日、当然その数において学生が多いわけである。また多くの職業で、年齢の長じたものは、多くは学生

時代を通過している。そして学生時代から発病したものが多い。つまりこれに対する有効な結論を下すには、その年齢や発病時の関係を調べなければならない。

商業にも多い。一七%である。これも、商業は精神過労が多いからと速断することはできない。これらは皆たんにその数字のうえからではわからない。個人的に調べてはじめて知ることができるものである。

次に目につくことは農業に割合に多いことである。これも、私が東京で診察するには、農夫は地方からわざわざ出てこなければならないから、その全体の数は少なく一〇%に当たるのであるが、そのうち私が高知で診察したものは七〇人の神経質中、農夫が一八人で二六%に当たっている。すなわち田舎へ行けば農夫にもずいぶん、神経質が多いということがわかる。ちょうど学生の三二%に近い数である。労働者としては職工にもなかなか多い、農業に次いでいる。一般に学者が神経衰弱を文化病のようにいって、精神過労から起こるもののように考えているけれども、それは皮相の観である。その個々の患者についての調べ方が足りないのである。人がその職業として労働者となるのは、その境遇によってのことであるが、神経質がその素質から起こるものであるということを知れば、その職業の影響は第二の問題であるということがわかる。

要するに、職業と神経衰弱との関係もたんなる数字によって皮相の解釈をしてはならない。

6　神経質の実例

精神的な心悸亢進症

二十二歳学生、体格も栄養も相当によく、身体的にどこも異常はない。ただ脈が精神的に過敏であって、感情の変化により脈数が容易に変化するというのみである。

患者は私の診察を受けるにあたりまず「……とくに神経質の病症に対しては、患者の容態のみならず、患者そのものを理解することにより、より正確な診断を導き得ると思いますので、私自身を歴史的に書き、また足らないところは後で付け加えてお話しすることにしました」という書き出しで、自分の経歴、境遇思想の変化等をも細々と記述したものを出して示すのである。その分量は原稿用紙に二十五枚ばかりもあろう。その書き出しはまことにもっとものことであるが、あまりもっともすぎて、医者の方では患者の気に入るようなことばかりもできない。患者が自己満足のためには他を顧みる暇がないというのはその一つの特徴である。

この記述の全部を挙げればもとより患者の心理がよくわかるけれども、それは紙数を要してできないことである。ただところどころ抜き書きして神経質の特徴を説明しようと思う。

既往症は幼時パラチフスに罹り、その後頭痛常習があった。小学六年頃、神経衰弱といわれ注射を受けたことがある。中学三年までは人並に柔道、撃剣等をやっていたが、十六歳の夏以来、毎年脚気に罹った。十七歳春、慶応予科に入学し、間もなく心悸亢進を起こし慶応病院に二カ月入院した。

「その頃から神経質（?）も高ぶっていたかも知れません。もっともあるいは生れつき、そうだったのかも知れませんが、その頃から異性に対する憧憬を感じ、歌や詩などを作って、いやにセンチメンタルになりました。」患者はこういうふうなことまでも書かなければ医者が診察を誤るかも知れぬと思っている。こんなことは医者でなくとも他人から見れば「私は神経過敏かも知れませんが冬がくると寒くなります」と愁訴すると同様で、何の異常の表現にもならない。これによって、ただ患者がいたずらに自己内省に執着して、他と自我との間に強いて区別を設けるという心理を推測することができるのみである。

その年の十月、家人には内証で、ある病院で腋臭《わきが》の手術を受けた。帰途電車中で脳貧血を起こして人を騒がせたことがある。このときも病院に入院し二週間ばかりで退院した。

こんな神経質の脳貧血というものも、これを詳しく聴きただして調べなければわからぬけれども、神経質のものは主として精神的なもので、たんなる恐怖から起こることが多い。真性の脳貧血やヒステリーの発作等とは全く違う。多くの患者は往々にしてこれを卒倒とか訴えるけれども、意識を失うとか実際に卒倒するとかいうことはない。ただ気分が悪くなって自分で安全なところへ行くまではけっして倒れない。真の卒倒はけっしてこんなに自分の自由になるものではない。

入学後、友人はなく自然に憂鬱になり自我的になり、将来の目的についても非常に苦しんだとのことである。昨年二十一歳三月、京都高等学校に転校した。

母の脚気衝心から死の恐怖にとらわれる

その年の夏休みに、義母が産後に突然脚気衝心（脚気が悪化し心臓を冒す症状）で死んだ。患者は母の臨終の苦悶を見て、死の恐怖という強い印象が与えられた。また父が糖尿病であるという遺伝の関係などを考えて、つねに死の恐怖に襲われるようになった。

その年十月、友人と遠足に行き、ひどく疲労したことがあったが、その後五日を経て心悸亢進を起こし、京大病院で脚気と診断され、半月ばかり臥褥した。

「十一月二十七日、製図を描いたためか、ひどく頭痛と動悸がした。オキシヘラーをつけ、レーベンを呑んで、翌日病院で診察を受けたら、それなら神経衰弱のせいもあろうといって、その薬をくれた。少し具合がいいので、十二月二日、また製図をやったためか、学校で気分が悪く、帰る途中、今度こそ死ぬんじゃないかと恐ろしくなった。おそらく百二十以上の脈搏があったと思う。すぐ氷で心臓部を冷やして寝た。午後十時には脈も八十になった。翌日病院に行き、脚気と神経衰弱との両方の薬をくれた。これから医者など、いい加減なものだと信用がなくなった。」

「自分の心臓の悪いのは神経衰弱のせいと思うが、また脚気のせいも幾分あるように思う。現在下脚が少しシビレている。また心臓そのものが悪いとも思われる。」患者は医者に対する信用を失ったから独りで勝手な診断に迷っている。

「病勢の悪いときには、爪が紫色となりますます不安を感ずる。心臓はゴロゴロ鳴っているように聞こえ、ときどき結滞がある。呼吸がつまるように胸苦しくなる。動悸は呼吸の工合で思うようになるようである。脈搏は強く、つねにその音を聴くことができ、身体の大抵のところは脈が測られる。勉強しようとしてじっと坐っているときでも脈搏が胸の内にドッドッと響いて落ちつけない。心配のときは脈が早くなり、また少し急ぐと呼吸が苦しくなる。普通のときは脈が六十位である。病気の悪いとき、友達が顔が太ったようだといったので、水気がきたのではないかと母の顔のことを思い出して心配した。平静なとき、ときとしては大きい脈搏が一つドッときて恐怖に襲われることがある。尺八など吹くと目まいがするように感ずる。小便をするとき、人が側にいるとか待っているとかすると、尿が出てこない。病院へ行くと脈が早くなり息苦しくなる。

朝急いで登校して苦しいと、その日一日中治らない。」

こんなことは、誰でも心配と恐れのときには心理的に起こる現象である。患者はそのことをまとめて微細に観察してこれを病気の症状と見なし、ますます恐怖にとらわれるようになる。患者のこの言葉の中でも、患者は自分が余計に心配症であり、また心配の結果いろいろの変化が起こるということも、かすかながら知っている。しかしいわゆる「夢の中の有無は有無ともに無なり。迷の上の是非は是非ともに非なり」というように、自分は病気であるという独断的な誤った第一前提の上に立っての推理判断であるから、その上の考察はますます誤謬を重ねるばかりで、その論理は正否ともに否になるのである。昔から心は心臓にあると考えたように、恐怖は最も直接に心臓の運動に影響を及ぼすものであって、この患者などは脈搏の過敏といった方が適切である。われわれの感覚は練習によって鋭敏になるものであるが、患者の恐怖はつねに修養練習によって次第に発達したものである。患者はまず自分は病であるという前提を捨てて自分を観察すれば、自分のすべての症状は恐怖から起こるものであるということがわかる。それができないために、患者はいたずらに迷いの上に迷いを重ねていくのである。

何から何まで病気に付会

「身体がつねにだるくて、したがって元気に乏しく、とくに夏期は最も嫌いな時である。食物は普通にいけるが、食い過ぎると胸苦しくなる。」夏のだるいことや、食い過ぎて苦しいことなど、皆病のせいにかこつけてしまうのである。

　患者は赤面恐怖もあって、長上の人と話をして動悸のすることや、学校で本を読まされるとき赤面し声が震えることや、人の顔をまともに視ることのできぬことなども、事々しく記述してある。「頭がボンヤリしてときにはジッと一カ所を見るともなく見つめて、くだらないことを考えていることもある。子供は騒々しいのであまり好まない。」何から何まで病気に牽強付会して考える。

「地震が嫌いで、どんな微震でも身体に感じ、頭がつうつうする。左手を左の頸にあてて脈の打つ音を感ずる癖がある。」

「自分のいったことが人にどんな感じを与えたかなど考える。人と話しているとき、話しするのが嫌になって黙りこむことがある。」人に対して何も考えず無頓着であるならば、それは痴愚とか意志薄弱とかいうものである。この患者は精神の働きもいいから小学校でも成績優等であったし、中学校では三番以上であった。中学時代からつねに病気の苦労をしていながらなお且つ優等であるから、その活力も相当に大きいにちがいないのである。

「帝大の神経科で診察してもらったら、大したことはない、何も考えずに、気を紛らせるようにしていた方がよいといって薬をくれた。その処方を写しとって薬屋で見てもらったら胃の薬だったので、それきりやめてしまった。」

このことも患者がよく考えれば、自分は病気というほどのことはない。意とするに足りないということを知るべきはずであるのに、つねに自我中心的で、自分に対する人のことが不満足であるから、どこへ行ってもいたずらに不信と不満とを起こすばかりである。また医者の方では、患者に対して「何も考えずにいろ」という、ずいぶん無理な注文である。われわれは飯を食わずにいることもできるし、動かないでいることもできるが、考えないでいることだけはできない。呼吸せずにいることも、心臓を止めていることもできない。われわれはつねに何をするにも、可能と不可能との区別を明瞭に知り分けることが必要である。医者でも普通の人でも、人が何も考えずにいられると思っているのは不思議なことである。

この種の患者は、誰でも医者の診察を受けると、どう診断されるかと心配して脈が早くなるのである。その脈は脚気や心臓病のときと違って、ピクピクと小きざみに打っている。また短い時間の診察の間にも、いろいろに変化する。診察の結果、患者が安心すると脈が静かになり、また注意を集注すると脈は減じ、さらに歩かせたり、階段を上下させたりすると、かえって脈が減ることがある。実際の心臓病とは正反対である。普通医者はこのような患者に対して、その脈の速いことをもってただちに脚気の合併と考えるかも知れない。この患者には今脚気の徴候はない。十六歳以来毎年脚気をやり、今年まで残っていたというから、現在脚気の徴候が残っているべきはずであるのに、それのないのは前に脚気といわれたのも、実はたんなる神経質の徴候であったものかと思われるのである。また患者の心悸亢進発作のときでも、その脈の変化の状態を注意すれば、注射をしたり、氷をつけたりする必要の全くないことがわかる。私はこんな患者に対して、その発作のときにはけっして氷をつけたり、心臓に対するいろいろの手当てをしてはいけないということを厳重に命ずるのである。これが恐怖に勝つ第一の手段なのである。

7 強迫観念とは何か

強迫観念の定義

強迫観念とは、自ら思うことを思うまいとする心の葛藤のことに名づけられたものである。詳しくいえば、自分が何かにつけて、ある感じまたは考えが起こる、それが自分に不快であり、あるいは自分が考えようとし、しようとすることに対して邪魔になって困るから、なるべくこれを感じないように、思わないようにしようとする。そうするとなおさらにその厭《いや》な感じなり考えなりが起こってきて、しつこく自分につきまとうようになる。こう思うまいとする考えがしつこく強迫的に起こってきて自分を苦しめるのであるから、この強迫観念という名が起こったのである。いわゆる「煩悩の犬追えども去らず」であって、われとわが心の内の狂犬にたえず脅かされているようなものである。この強迫観念ということについて必要な条件は、ある感じまたは考えに対して、感じまい、考えまいとする反抗心があることであって、この反抗の心がなければ、それは強迫観念ではない。またもし強迫観念の場合に、この反抗の心さえ没却すればすでに強迫観念はなくなり、煩悩は消失するのである。たとえば、たんに眩暈を苦にし、卒倒を恐れる、あるいは不潔を気にし、人に恥ずかしがる、病を苦にし、ものを気にする。ただそれだけならば、まだただちにこれを強迫観念ということはできない。

そもそも煩悩とか煩悶とかいうのは、心の中に起こる葛藤の苦痛である。『水波喩況同異章』という本があるが、仏教では、人の心を水にたとえ、心の葛藤のことを波になぞらえてある。われわれはつねに苦痛に当面する、これを避けようとする。たえず欲望が起こる、これを否定し抑圧しようとする。この苦痛や欲望や、当然これを避け、否定することのできない事実に対して、われわれの思考でこれを処置し支配しようと努力する。そこに心の葛藤が起こる。このことを私は思想の矛盾と名づける。禅のいわゆる悪智、般若心経の顛倒夢想とかいうのも同じ意味であろうかと思われる。われわれは自分の思想の誤りから不可能のことをも、何とかできないことはなかろうというように迷妄して、とやかくとさまざまに努力する。そこでたとえばあたかも柱や幕と角力を取るように、あるいは壁に馬を乗りかけるように、いたずらに奔命に疲れて、苦痛に苦痛を重ねるようになる。これが煩悶である。動物や小児は苦痛はそのまま苦痛であり、欲望はそのまま欲望であるから強迫観念もなければ煩悩もない、動物でも死のときには死の苦悶（アゴニー）といって、ずいぶんもがき苦しむけれども、それはたんなる苦悶である。これを煩悩と混同しては正しい解釈でない。煩悩は知識の発達したのちにこれが悪智として働いて、はじめて起こるものである。だからまだ精神の発達しない小児や白痴には強迫観念というものはない。

強迫観念の種類

強迫観念の患者は、つねにある特殊のことについて、それを感じ思わないようにしようとするために、そのことに対してつねに恐怖に駆られるようになる。すなわちその個々の症状については、これを何々の恐怖と名づける。

その性状についてはほとんど百人百色で、千差万別である。今その著明なものを思い出すままに挙げてみれば、次のようなものである。すなわち臨場苦悶（卒倒恐怖、麻痺恐怖、心臓麻痺恐怖、精神錯乱恐怖などからある一定の場所に行くことを恐れるもの）、不潔恐怖（潔癖）、赤面恐怖（人前で震顫する恐怖、人を正視する恐怖、人に呼ばれる恐怖、群集恐怖等さまざまの形になる）、精神病恐怖、殺人恐怖、窃盗恐怖（盗賊を恐れる者あるいは自分が窃盗をするかと恐れる者等）、瀆神恐怖、火事恐怖、閉所恐怖、高所恐怖、尖物恐怖、縁起恐怖、数の恐怖、失念恐怖、不徳義恐怖、間違いの恐怖、誤解恐怖、懐疑恐怖、計算恐怖、読書恐怖、夜恐怖、疾病恐怖、梅毒恐怖、癩病恐怖、排尿恐怖、性欲に関する恐怖等数えてみれば限りがない。

鼻尖恐怖の例

ここに二、三の実例を挙げて、強迫観念の性質を説明してみよう。二十歳の高等学校生徒で鼻尖恐怖とも名づけるべきもの。身体も健康で、学校の成績も優等であった。発病は三年ばかり前のこと、あるとき試験勉強の最中に、フト自分の鼻の尖が目について、読書するにもつねにこれが目ざわりになり、これを見ないように、気にしないようにしようとすればするほど、ますますそれが目につくようになった。読書の方に精神を集注しようとすればするほど、いよいよこれが気がかりになり、精神は散乱して不安となり少しも勉強ができない。のちには鼻の尖ばかりでなく、追い追いと胸の金ボタンやその他周囲のものが何かと目先にいつもチラチラと見えるようになり、じれったくなり、ムカムカと嘔気を催し、精神も錯乱するかと思われるようになった。患者は勉強のときには、鼻が見えないようにと手で鼻を掩ってみる、今度は手が邪魔になる、あるいは本を高くして額越しに見ようとする、あるいはハンケチを巻きつけて鼻を掩ってみる、患者は寄宿舎生で同室生も多いことであるから、他の学生が自分のこの挙動やありさまを何と思うであろう、精神異常と疑われるのではなかろうかとさまざまのことが気がかりになって、いても立ってもいられない心持ちになる。こんなわれながら馬鹿げたことを親にも友にも話することもできず、これは自分の脳か神経か何かの病気に相違ない、普通の人は皆愉快そうに気楽そうに勉強しているのに、何の因果か自分ばかりは人の知らない苦痛に独り悩まされているとかいうふうにわれとわが身をかこち、はかなむようになる。医者に診てもらえば神経衰弱とかいわれて、薬をのまされる。少しも効能はない。注射よ精神療法よといろいろと試みたけれども、結局迷い歩いただけ損であった。さては精神修養とか宗教とかいうことに心を傾ける。なかなか思う通りにはならない。このように患者はさまざまの工夫に工夫を凝らすほど、ますます精神は鼻に執着して明け暮れこれを忘れることができず、寝ていても鼻が目先にチラチラするようになった。ついに患者は意を決して長崎のはてから、わざわざ上京して私の治療を受けに来たのである。この患者はこんな心の悩みを持ちこたえながら、しかも学校の成績はよくて休学もせずにやってきた。これが私のいう神経質の一つの特徴で、私のいう意志薄弱性の強迫行為というものと、明らかに異なるところである。この患者は私のところへ来て、僅かに十日間ばかりで全治することができたのである。これはもう三年前のことであるが、患者は今も再発せず学校で勉強しているのである。

鰹節恐怖の例

次の例は三十八歳、有夫の女、鰹節恐怖である。不潔恐怖のうちに属すべきものである。発病は六年前に叔母が赤痢にかかり、入院したことによる。そのときから患者は病の伝染を恐れるようになり、買物のツリ銭をもらっても、それが赤痢の人の触ったものではないかと心配し、叔母の看護の使いで、氷屋、薬局屋等に行くにもそのツリ銭は同じ氷屋、薬局で使わなければ気が済まない。つねに伝染病のことが気になり、その後消毒馬車を見るのも恐ろしいようになった。

　その年の暮に、叔母はまた中風にかかり、これを看護していたが、叔母は平常、生臭いものが嫌いであって、いつしか患者もこれに感化されて、生臭いものが厭で魚類を嫌うようになった。その後、前の伝染病のことは、いつしか忘れるようになったが、魚のことがつねに気にかかるようになり、魚屋に触られたり、電車に乗っても、魚に触ったような気がして、自分で馬鹿げたことと思いながらもいつまでもそのことが気になって、忘れることができず、しまいにはその触ったと思う衣類を洗濯してしまわなければ気が済まない。あるときにはハンペンを食ってのち、裁縫をしていたら、ふと、ハンペンに魚類が入っていることを思い出して、ついに我慢がしきれなくなり、口をすすぎ手を洗ってようやく仕事をしたことなどがある。またあるとき、ふと鰹のことから連想して鰹節が不潔に思われるようになった。自ら馬鹿げたことと考え、思わないようにしよう、忘れようとすればするほど、ますますそのことが気にかかり、ついには明けても暮れても鰹節のことばかりが気がかりになるようになった。のちには鰹節という言葉にも、あるいはすべてこれに関連したことを見、聴き、思い出すさえも恐ろしくなった。隣で鰹節をかく音を聞いても自分の衣を洗ってしまいたくなる。朝、共同井戸の水を汲むにも一番先に汲まなければ、他の人に鰹節に触った手で汲まれたかと思うと、もうその水が汲めない。夕方の外出するにも、ついどこかで鰹節をかく音が聴こえるのではないかと戦々兢々として、出歩くのも容易なことではない。また、あるとき樽を満載した貨車を見て、これが鰹節を容れた樽であるということを聴いてのちは、汽車の通過するごとに、もしや樽が積んであるのではないかと確かめるためにその汽車を見張らなければ気が済まない。しまいには汽車の音を聴くのも恐ろしく、他所で樽を見ることもビクビクするようになった。鰹節の気が触れたとか、鰹節をかく音がしみ込んだと思っても、煎刀（はさみ）や物指までも洗い清めなければ気が済まぬというようなこともあった。

このように強迫観念の患者は、あるふとした機会から一定の不快感情に執着するようになり、その不快を避けよう、自分の気持ちを楽にしようとして、それからそれとますます錯雑発展して、ついには全く常識はずれになってしまうものである。

瀆神恐怖の例

赤面恐怖、不潔恐怖、卒倒恐怖などは最もありふれたもので、拙著『神経質及神経衰弱症の療法』の内にはたくさん挙げてあるが、今瀆神《とくしん》恐怖の一例を挙げてこの項を終えることにする。これは神聖を冒瀆するという自分の罪悪と災難を恐れるものである。その心理は梨をアリノミといい、丙午《ひのえうま》の女がたたるとか、申の日に木に登れば落ちるとかいう御幣かつぎと同様のものである。ある小学教員は五年来、この強迫観念に悩まされていた。それはあるときふと高貴の御写真が、粗忽な扱いをして人に踏まれるようなことがありはしないかと考えついて、その後このことがたえず気がかりになり、いろいろと工夫しても、どうしてもこれを忘れることができない。のちには自分がこれを踏むような感じになり、靴を買ったけれども、その靴を穿くことができない。路を歩くにもその考えが付きまとい、すべての行動が自由にできないようになった。つねに罪悪感に責められ、自分が生きているのは社会に対してすまないというふうに考え、苦悩に堪えないようになった。またある患者はこんなことから発展して、たとえば仏像等を見ればこれを破壊すれば気持ちがよくなるであろうと想像したり、あるいは自分が突然に精神錯乱して親を殺すようになりはしないかなどと恐れる。あるいは新聞雑誌でも、人の写真や貴人の名や国名等までも、不潔な手で触るとか踏むとかすればその祟りを恐れるとかいうふうにもなる。

8　強迫観念の性質

ならないことは繰り返しいう通りである。

強迫観念症に限らず、何でも病を治すにはまず病の本態または性質、成り立ちを知らなければならないことは繰り返しいう通りである。

強迫観念症は、従来の学者によって一種の変質性神経症または精神病と見なされている。また一般にノイローゼすなわち神経病のうちに加えたりしてはなはだ曖昧であり、その病的心理があまり深く研究されていない。したがってこれに対する従来の治療法は、一般には物質医学の慣習による目先の姑息療法に止まっている。すなわち患者は強迫観念のために苦痛を感じ、刺激性になるから仕方のないままに鎮静剤を与える。幾カ月、幾カ年これを服用したところで強迫観念のなくなるはずはない。どうせ鎮静剤は身体の倦怠を起こしたり、頭がぼんやりするものであるから、月日を重ねるにしたがってますます懦弱《だじやく》になり心身の抵抗力を失うばかりである。姑息療法とはたとえば幼児が障子を破る、後から後からいつまでもこれを繕うようなものである。幼児を放任しておく限りは、はてしのないことで、障子がきたない厚張りになってしまうようなものである。また強迫観念のために少し激しい苦悶を起こす場合には、阿片療法といって、阿片の分量を次第に増量してずいぶん強い分量までも高めることがある。このために身体には種々の障害が起こってくる。結局はほとんど害あって益のないことである。また身体の新陳代謝を整えるとか考えて、リンジャ氏（リンゲル液のこと）の注射とかさまざまの注射を試みるものがある。また近来多くの医者が自家製造とかいって、名も知らぬ注射をするものもある。あるいは電気の種々の使い方によって、あるいは鎮静的にあるいは刺激的にあるいは栄養を高め身体の抵抗力を強めるとか想像してしきりに電気療法を応用する医者もある。その他、一方には非医者の方から催眠術とか気合術とかさまざまのものを標榜して、あわれな患者を誘っている。いずれも皆見当違いのことで、強迫観念の治るはずはない。無智といってしまえばそれまでのことであるが、せっかく私がこれについて研究しているのであるから、私の著書や論文をとって、少しは耳を傾けてくれなければはなはだ遺憾なことである。

強迫観念が起こるわけ

前に神経質に対する私の分類を挙げてあるように、強迫観念は一見、普通脳神経衰弱症とか子宮血の道とかいうものと全くその性質を異にするように思われるけれども、それは皮相な見方であって実は同一の病的心理から起こったものである。このことはまだ従来の医学が気がつかないし、またろくろく私の説を聴こうともしないのである。私の説で本症すなわち神経質の成立はヒポコンドリー性基調にあり、その症状の発展増悪は精神交互作用によるものであるということは前に述べた通りである。なおこれは同一の治療法により、強迫観念も普通神経衰弱も四十日以内の入院療法で同様に全治するという事実によって証拠立てられるのである。この治療成績は従来の医学ではできなかったことである。

そもそもヒポコンドリーの語源は、ヒポは下で、コンドルは軟骨である。軟骨とは胸骨端で、すなわちその全体の意味は軟骨下の心窩部すなわちミズオチということである。われわれがものを心配し苦にするときには、このミズオチのところが塞がるような掻きむしるような苦悩を感ずる。この苦悩のことをヒポコンドリーといったもののように推測される。これがのちには病の心配すなわち心気症という意味に変化した。それで病を苦にするとはどういうことかというと、病は第一にわれわれの生命を脅かし、またたとえ命にかかわらぬまでもわれわれの生活向上、幸福の障害となるものである。すなわち生命、生活に対する脅威であると考えるからこそ病を心配するので、そうでなければ何も病を恐れるいわれはない。だから、まだもの心のつかない小児には心気症というものはない。ただ実際に病に罹ったときに、たんにそれだけの苦痛があるだけで、取越苦労、予期恐怖、強迫観念というものはなく、きわめて単純なものである。知識が発達するにしたがい、これがのちに説明するところの思想の矛盾、悪智として働いてはじめて強迫観念が起こるのである。

このように神経質はすべて精神的な予期恐怖から起こるもので、身体的な不快苦痛、能率減損、病の増進を恐れては、頭痛持ちとか普通の神経衰弱になり、さほど苦痛があるのではないが、何かにつけて一般に病にかかることを恐れてヒポコンドリーになり、急激の死とか卒倒とか苦悩とかを恐れては、発作性神経症の形となって現われてくる。さらに強迫観念は、直接に生命には関係ないが、前に定義を挙げたように、自分の感じや思想が自分の心の安寧を妨げ、生活に障害を及ぼすことを恐れるために起こるものである。

だから神経質は頭痛、胃アトニー等単純なものからきわめて複雑なる強迫観念に至るまで、すべて恐怖という精神的事情から起こるといっても差支えはない。ことに私のいう発作性神経症は、恐怖の身体的精神的現象そのものである。

強迫観念は神経質の一種

なお強迫観念と普通神経質との相違は、普通神経質は自分で恐怖のために起こるものとは気がつかず、たんに自分の苦痛または病的異常に直接に執着し心配するものであるが、強迫観念は自分で恐怖ということを知り、これを自ら馬鹿げたことと思想し、その恐怖を恐怖すまいと恐怖するこんがらかった精神の葛藤である。すなわちたんなる恐怖と複雑な恐怖との相違である。この相違はただその恐怖の対象の性質が異なることから起こるもので、一方は少なくとも直接に生命に関係し、強迫観念は主として自分の幸福、安楽ということに関係しているからである。

だから強迫観念は、たとえば肺病恐怖でもすでに肺病になってしまえば、もはやその病苦に直接に当面するからすでに強迫観念はない。その他だいたいの強迫観念がチフスとか肋膜炎とか少し重い生命を脅かすような病にかかるときには、心はその方に専念するからその間一時従来の強迫観念も閉塞する。そしてその病が軽快するとともに、身体の衰弱と抵抗力が弱くなっている条件が手伝って、再び強迫観念が台頭してくるのである。このような事実を見ても、強迫観念は一度自分が必死の境涯に置かれれば偶然に治ることがあるという理由がわかるのである。普通神経質も同様であるが、とくに強迫観念が思想の葛藤から起こるということは、たとえば私がかつて赤面恐怖症の治療例を雑誌へ出した後に、このために多くの同症患者を作り出したことがある。それは今まで自分は気の小さい恥ずかしがり屋であるとのみ思っていたのが、これを見て、はじめて自分も一つの病である強迫観念症であるということを知ったというのである。すなわち、この場合には赤面恐怖ということを知ったがためにはじめて起こったので、これを知らない前には強迫観念ではないのである。そしてひとたび自分が病であると疑いはじめてのちは、これを治そうとすればするほど、強迫観念は増悪していくのである。

　このようにわれわれ医者は、患者を治す一方でまた患者を作り出しているということを大いに注意しなければならない。それは中途半端の知識を人々に与えて、それが悪智として働くようになるからである。

精神の拮抗作用

　これから少し立ち入ってわれわれの精神作用を説明しなければならない。少しむずかしいかも知れないけれど、がまんして読んでもらいたい。それはもしこの強迫観念の原理が理解、体得されれば、それだけで強迫観念がなくなるからである。私が書信によって同症患者を治した経験によってもわかることである。

　まず第一に精神の拮抗作用ということについて説明する。すべて宇宙の現象は、ことごとく相対関係、調節作用、つりあいから成り立っている、精神現象もけっして、この法則から漏れることはない。しかも絶えざる流動変化であって、刹那の間も停止固定するものではない。もし一度地球がその運動を中止したならば、ただちに太陽の内に引き込まれてしまうであろう。原子の運動がなかったならば物の形は崩壊してしまうであろう。この運動の間に引力、斥力とかいうつりあいが保たれている。精神現象も絶えざる流動変化であって、その間にはじめてつりあいがとれる。もし精神をとらえて安楽とか幸福とか同一の状態に固定繋留しようとするならば、それこそ雲をふんばり、かげろうと角力取るようなものである。

筋肉について、たとえば上腕の伸筋と屈筋と互いに相対抗するものを拮抗筋と名づける。私が精神の拮抗作用と名づけたのは、これに擬したものである。腕を曲げるときにもし屈曲筋のみが働けば腕は器械人形のようにガクリと曲がるのみである。この拮抗筋が互いに相調節して精密に微妙に働くとき、はじめて運動の形、速度、強さ、持続等が自由自在に行なわれる。腕を一定の位置に、あるいは前に伸ばして固定していれば容易に疲労する。これは拮抗筋がノベツに両方とも休みなく緊張しているからである。腕を普通の仕事に活動させているときには、両方の筋肉に互いに活動と休息とが行なわれるからかえって疲労しないのである。精神でも自然の流れのままに活動すればよいけれども、不自然にものに執着するときには本来の自由自在力を失うようになる。神経質がいたずらに身体を大事にし休養してますます悪くなるのは、これと同様の理由である。

拮抗筋の緊張と麻痺

この拮抗筋は両方が同時に強く緊張し過ぎるときには腕が震えるようになり、また痙攣を起こすようになる。これは一方の筋肉が急に強く攣縮すれば、その反対の筋肉が同様の強さで収縮しこれが交互に反復されるからである。角力の押しあいのようなものである。貴人の前にお茶を出して手が震えるのは、自然の行動に対して、粗忽のないようにという反対の心が拮抗的に働いて起こることである。また大事件に際して驚き心配するときに、立ったり坐ったり出たり引っ込んだり、取り乱すようなときは筋肉の痙攣に相当して何の目的もなくただ反動的に動くのみである。神経質もしくは強迫観念の精神葛藤は、先の腕を伸ばしていて疲労すること、貴人の前でモジモジして手が震えるのと同様の関係で、精神の拮抗作用が不必要に亢進するからである。また先の一側の筋肉だけが働いて器械人形のように動くのは、衝動行為というものに相当し、精神病や意志薄弱者の多くの場合、小児、白痴に起こるものである。すなわち単純な感じもしくは欲望に対して直接に行動するもので、反対観念、抑制の心すなわち拮抗作用の欠乏から起こるものである。これは神経質の精神葛藤とは反対の状態である。

また拮抗筋の両方が麻痺したときには、腕はブランとして他から動かすままにブラブラと動くのみである。精神病や白痴のボケて無神経になったようなものである。また一側の筋のみが麻痺したときには腕は健側の方に曲がりもしくは伸びたままに強直して動かなくなる。これはある感情に固着して少しも妥協のできない強情とか、ある思想に執着して常識を失った妄想とかに相当するもので、精神の硬化強直で拮抗作用の少しも行なわれないものである。強迫観念も稀にはほとんど妄想かと思われることもあるけれども、その本態において違い、けっして拮抗作用の麻痺ではなくて、葛藤の極、たんに精神の強直のように見えるだけである。

同時に反対の心が起こる

なお精神の拮抗作用とは、われわれはある感じもしくは欲望が起これば、同時にこれに相当して必ずこれと反対の心が起こって、われわれの行動を生活に適応させるようになっている。人に賞められればちょっと自ら省みていわゆる後ろめたくなったり、人に批難されては、何となく反発の心が起こるのもこのためである。皆精神の適応もしくは保護作用と見ることができる。あるいはわれわれが物を買いたい、酒を飲みたいと思う。もしここに精神の拮抗作用がなく利害得失の考慮、欲望と抑制との反対観念の葛藤がなかったならば、それはただちに直接行動となって、濫費者となり呑んだくれとなるのである。神経質の行動はこれと反対に、拮抗作用が強過ぎるためにつねに抑制的になる。

強迫観念に高所恐怖というものがある。たとえば絶壁のような高い所の上に立てば、そこから飛び下りてみたいという考えが起こる。今にも飛び下りて死ぬような気になって恐ろしくてたまらない。ガケのある道やすべて高い所に行くことができない。これはもともと誰にでもある高い所から落ちればあぶないという拮抗心の保護作用である。しかし普通の人はただそんな心がちょっとひらめくのみで、神経の流動にしたがいただちに流れ去って影を止めない。すなわちほとんど自らそんなことを感じないと同様である。

前の、鼻の恐怖の例でも自分の鼻の先が見えない人は鼻なしよりほかにはない。しかし全くこれを気に止めないから見えないと同様である。高所恐怖の患者は飛び下りたらどうしようという恐怖にとらわれる。そして鼻尖恐怖のようにその恐れに執着して、これを常人の心理であるとは知らず、自ら病的に起こることと独断してますますこの考えが発展し、ついには高い所へ行けばただちに飛び下りるかのように思い込んでしまうのである。意志薄弱者やヒステリーには何かの機会にこんなことがないとは限らないが、強迫観念には如何なる場合にもけっしてそんなことはない。何となればどこまでも心の葛藤の内に終始して、けっして行為の前提たる決意というところには達しないからである。

また自分がフイと心の調子が狂って自分の赤ん坊を踏み殺すことはないかという恐怖や、自分の妹を空気銃でうつようなことがあっては大変との恐怖や、高貴の人や神仏を冒瀆することの恐怖等皆そうあってはならぬという拮抗心から起こることで、普通の人はそのままに思い流していくけれども、強迫観念はこれを恐怖するために私のいう精神交互作用によってますますこれに執着するようになる。また、自分が窃盗をするのではないかとの恐怖や自分が不徳義をして人に排斥されるのではないかとの恐怖など、皆自己保存に対する精神の拮抗作用から起こるものである。一般に良心と名づけるものは、その社会が善と見なすことをして心に満足を得、悪と名づけることをすることを恐れるという精神の拮抗作用である。世の人はこの精神葛藤からしばしば誤った善悪観に陥ることがある、皆思想の矛盾から起こるのである。

常人と間一髪の相違

以上挙げた種々の恐怖も、そのはじめ何かの機会に起こる精神の拮抗作用が人の常態に起こる普通の心理であると知れば、そこに強迫観念はないけれどもこれを異常とし病的として自分の特別の心理と考えるから、はじめてこれから強迫観念が発展していくのである。すなわち常人と強迫観念症とはただ間一髪の相違である。ただその思想の誤りが悪智として働きはじめただけの相違である。

ついでに一言加えておきたいのは、たとえばヒステリーの万引や意志薄弱者の突飛な不良行為を二重人格とかいうことで説明しようとする学者が多い。しかしこれは欲望の刺激のない冷静なときに善悪の批判ができるのを第一人格と名づけ、欲望にかられて非行をするときを第二人格というだけのことであって、実は精神の拮抗作用の欠けた衝動行為というだけのことである。人格という語を用いることは、いたずらに事実を難解にするだけである。したがってその治療にも誤った見解をもつようになる。

9　思想の矛盾

思想は本来事実と相違したものである

　思想の矛盾とは、かくあるべし、あらざるべからずと思うことと、事実すなわちその予想する結果とが反対になり矛盾することに対して、私が仮りに名づけたものである。

　そもそも思想とは、もと事実から起こったものである。事実の記述もしくは説明にほかならない。すなわち正しい思想は事実と一致しなければならない。思想によって事実をつくりまたは事実をやりくりし、変化させようとするために、しばしば矛盾が起こるのである。禅のいわゆる「悪智」、般若心経のいわゆる「顛倒夢想」はこの関係から起こるといってもよかろうと思う。われわれは一つふん張って空中をフワフワと飛行することができると思想することはできる。すなわち夢ではこれを実験することができる。しかしそれは夢想である。事実ではない。またあるいは凝念《ぎょうねん》法とかいって、たとえば神経衰弱の患者が自分は健全であるということを専念に思い込むとか、あるいは願望成就と凝念するとかいうことや、あるいは観世音菩薩を祈念するとかいうこともやはり夢想ではできるし、そうと思うことはできる。しかしながら病人はやはり病人であり、無理な願望が成就するはずはない。事実はけっして動かすことのできないものである。これは思想によっていたずらにつけ焼刃の虚偽の安心を得ようと求めるだけのものである。

このあたりのことは、宗教などにかぶれた人には、かえって解りにくいかも知れないけれども、真の信仰を得た人にはわかるはずである。

手近な実例

思想の矛盾の手近な例として、人は死すべきものである、どうせ死ぬものなら恐れたって仕方がない、恐れ心配するためにかえって寿命を縮める、恐れてはならない、とかいうのが思想である。しかし実際は恐ろしい、死に直面すればやはり恐れざるを得ない。溺れるものは藁にもつかまるのである。また幽霊は世の中にあるべきものではない、恐るべきはずはないとかいうのが思想である。しかし淋しい場所に行けば何となしに戦慄を禁じ得ない。これが事実である。

幼児や白痴は死も幽霊も恐れることを知らない。否、苦痛にも淋しさにも大きな音にも恐れるけれども、きわめて単純でその場限りである。それはたんに本能的で思想というものが全くなく、事実そのままであるからである。思想の盛んに発達する青年期に及んで、これらの恐怖は最もはなはだしくなる。その恐怖の苦痛に対してこれを去ろうとし、否定しようとし、これに勝とうとし、気を紛らせようとする。いわゆる安心を求めようとする。不可能である。ここに恐怖を去らせようとする思想と恐怖の事実との間に精神の葛藤を起こし、これが苦痛となり煩悶となる。釈迦が生老病死の四苦を解脱せんとして煩悶したのもこのことである。思想でこれを解決しようとするときにはいたずらに思想の矛盾に陥り、いよいよこんがらかって手も足も出ないようになる。それは思想で事実を枉《ま》げようとするので、出発点を間違えているからである。悪智というのは、この誤った基礎の上に立った思想の矛盾の上に矛盾を重ねていく知識の働きであって、壁に馬を乗りかけるように、不可能を可能ならしめようとし、白を黒というためにさまざまの理屈をこね廻すようなものである。すなわち知識が多ければ多いほど厄介になり邪魔になる。もしひとたび心機一転して、いたずらに気分にとらわれず、思想を捨てて人生の事実を明らかに認めることができて、ここから出発したときには従来の知識はことごとく良智となり、知識があればあるほどますます有効に働くことができる。すなわち知識の方からいえば同一のものがその標準を誤ると否とによって、悪智にもなれば良智ともなるのである。

良智と悪智との関係

この良智と悪智との関係は、たとえば衛生上の知識があるとすれば、神経質の患者ならば自分の日常の生活のすべてをこの鋳型にはめてしまって全く融通のきかぬものになり、また一方には発熱とか下痢とかがあるときに、病を恐れてはいけないとかいう理屈のもとに、無意味な無謀のことをすることさえも往々にある。何でも自分の理屈で自分を支配しようとするのである。これが悪智である。これに反して良智の人は自分の生命の自然発動に従って行動し、身体に異常があればはじめてそのときに臨機応変の態度がとれる。このときに衛生上の知識があればあるほど有効になる。すなわち良智は身体の事実に適応して行動し、悪智は想像や思想で事実を作ろうとし、神経質の種々の症状が思想によって自ら作り出されたものであるというふうになるのである。

死の恐怖について

なお死の恐怖については、あるいは南無阿弥陀仏を唱え、死後の浄土往生を信じて、生命を断つことを何とも思わぬものもある。これは誤った思想に支配されたもので夢想である。死後の浄土というものは事実の存在ではない。親鸞でさえも、死後の浄土というものは、どんなところであるかということを知らなかったのである。この浄土往生の迷信者でも、だとすれば死に直面してはやはり死の恐怖の本能は起こるけれども、ただ思想によって思い切ってやっつけるまでのことである。

また僧侶であって、日常南無阿弥陀仏を唱え弥陀の救いを信じ、自分で安心立命しているつもりでいたものが、重い病に罹って、今さらはじめて仏様の頼りなさを知り、信仰を失い、死の恐怖に襲われて大騒ぎするような者がときどきある。これは思想の信仰であり、作った信仰であって、体験、獲得した信仰でなかったからである。やはり悪智である。顚倒夢想である。何ゆえに人は死を恐れるか。生きたいからである。生の欲望がなければ死は何の意味をももたない。死後の夢想の浄土ではいけない、現世における事実の浄土でなければ面白くない。強迫観念に悩むものはすなわちこの世の地獄であり、これを脱却すればすなわち無碍《むげ》自在であり、現実の極楽であるのである。それには思想の矛盾を去りさえすればよい。そこに煩悩はそのままに解脱となることができる。

達磨大師の仏性論

達磨大師の仏性論に、

「凡夫は生に当つて死を憂え、飽くに臨みて飢を愁う、皆大惑と名づく。ゆえに至人はその前を謀らず、その後を慮らず、古今に変ずるなし、念々道に帰す」

ということがあるそうである。忽滑谷《ぬかりや》文学博士（快天　一八六七―一九三四　明治・大正期の仏教学者）は雑誌『キング』でこれを説明されている。

「凡夫は生を貪つて反つて死に近づき、名誉を求めて反つて毀を受け、利益を計つて反つて損害を招く、故に吾人は私欲妄想を無くしてはじめて人生到る処に楽天地を見出すのである」と。私はもとより宗教や哲学に対して全く門外漢である。これを批評するのは僭越の罪にはなはだ重大ではある。しかしながらこの説明を私たちと同じ門外漢である凡夫で、強迫観念の患者が読むならば、これを思い違えて、ますます思想の矛盾の葛藤に悩まされるようになることが多い。つまり思い違いやすいのである。「私欲妄想を無くする」というから、われわれの七情を否定するようになる。飢えても腹がへってはならない。美人を見ても綺麗と思ってはいけないということになる。恥ずかしいと思ってはだめだと煩悶して赤面恐怖症となり、肺病を恐れ苦しんではいけないとあせりふためいては肺病恐怖の強迫観念症になるのである。それは思想によって不可能を可能たらしめ、事実を無視否定しようとする思想の矛盾から起こるのである。また「到る処に楽天地を見出す」というのも、われわれ凡夫はこれを夢想の浄土のように空想することになる。手取り早くいえば、楽天地を得ようとするのは大なる私欲妄想でなくて何であろう。何だか達磨大師のいうところとは少し違うようにも思われる。達磨が「大惑と名づけた」のは過去の繰言と未来の取越苦労という位の簡単な意味で、「至人」はその時々の現在の現実そのままである。生に当たっては生になりきり、死に臨んではまたその境涯になりきる。そこには時と処と自己の状況にしたがってそれぞれの感じ、感情、欲望も起こる。飢えては食を求め、疑問が起これば研究もする。ただ生に当たって死を思い、死に臨んで生を考えるのではない。生に当たっては生の欲望そのものになり、死に臨んでは死の恐怖そのものになる。ここにはじめてわれわれの本能なり知識なりが、各々その人の分に応じて臨機応変、最も適応して活動することができるのである。忽滑谷氏の「生を貪っては反って死に近づく」から、そうしてはならないというふうに取越苦労をするのではない。「念々道に帰す」ということは、もとより私などの解らないことであるけれども、当て推量にいってみれば、道とは古今に変わらざる大道である。人は人、木石は木石、病人は病人、健者は健者、一貫普変の事実である。この事実になりきったときに念々刻々、時と場合に応じて各々その最も大なる適応性を発揮する。これが念々道に帰するのではあるまいか。ルソーなどが「自然に帰れ」とかいうのも多分にこの意味を含んでいることと思う。捨て身になるとか心頭滅却とかいうのもこの意味と同類である。もちろん捨て身になろうとかいうふうにしては、すでに思想の矛盾であってかえって捨て身にはなれないのである。

卒倒を恐れる強迫観念患者

かつてあるとき、最高の教育を受けた患者があった。卒倒を恐れ、精神錯乱を恐れる強迫観念をもっている。電車に乗ることも恐ろしい。この人は多年の間禅の修業をし、多くの考案を通過してその道に勝れた人である。私はこの人から「平常心是道《びょうじょうしんぜどう》」という考案のあることを聴いた。

その人は自分も坐禅により精神統一して平常心になることができ、楽天地に住することができるが、電車の中で不安になるときには、どうしてもその境地が得られないとのことである。

私が考えるのに、それでは禅の修業もたんなる隠し芸というに止まる。むしろカッポレの稽古をした方が運動にもなり、宴会のにぎわいにもなってよいのである。坐禅の禅ばかりではいけない、王陽明のいわゆる「事上の鍛練」でなければならない。

私は「平常心是道」とは日常の生活活動がそのまま、道すなわち真理であるというふうに簡単に解釈する。すなわちこの患者についていえば、電車の中で不安になる、恐怖のため今にも心を取り乱しそうになる。それがそのままでその時と場合におけるその人の平常心である。そのままでよい。恐れるままに不安のままに我慢していればよい。すなわち役所へ行かなければならぬという境遇に従順であればよいのにいたずらにその恐怖を去ろうとし、苦痛から逃れようとするから思想の矛盾となり、達磨のいわゆる至人で、その現在になりきることができず、念々道に帰することができないで、思想の葛藤から強迫観念になるのである。恐れはそのまま恐れであればよい。その恐れが平常心であって、この恐れを安心にしようとするから虚偽になり自欺になる。坐禅で精神統一するのも電車で不安になるのも、いずれもともに時と場合に応ずる平常心である。このときはじめて心頭滅却になる。甘いものばかりが平常心で、酢いものも甘いと思わなければ平常心にならないという思想的な虚偽ではいけない。

思想はどうして出来たか

ツイツイ話がくど過ぎたけれども、も少し説明しなければ解りにくい。今、思想というものは、元来どうして出来たものであるかということを少し考えてみよう。われわれは生れて以来、つねにさまざまの経験をしてこれを記憶に貯え、これを想い出すことができる。これに符牒として名目をつけ、これが言語となり文字となる。これは動物にはなくて人間がはじめて得た機能であるが、この言語があって、はじめて思想が出来た。言語と思想とは実用的にはほとんど同様のものと見なして差支えがないくらいである。言語のない動物には思想はない。しかるにこの思想すなわち詳しくいえば抽象的知識は事実もしくは経験の組織に対する符牒であるから、けっして事実そのものではない。また思想が事実の経験から出来たものであるということは、たとえば今、三角形といえば、まず第一に頭に浮かぶものはピラミッドとか、ある一定の直角三角形とか必ず具体的なものであり、また倹約といえば、まずあるいは二宮尊徳翁が燈下に読書するところとか、自分で郵便貯金をしたときとかいうことが思い出される。そしてこれから出発して種々の三角形、さまざまの倹約の事実を追想して、はじめて相当の抽象的概念としての符牒ができる。これから三角形は三辺から成るとか、倹約とは何々とかいう思想になる。幸福とか苦痛とかいっても同じく概念であって事実ではない。現在頭が痛い、それは事実である。しかるにこれが過ぎ去ってのちに、この感じを思い出して頭痛と名づける。このときにはかつて経験した印象を外界に投影し、客観的に思い浮かべたものである。あたかも自分の顔を鏡に投影したような関係である。鏡の後ろの影はすでに自分自身ではないのである。

この外界に投影した模型を事実と思い違えるときに、思想の矛盾となり、顚倒夢想となる。般若心経には、

「罣礙《けいげ》なきが故に恐怖ある事なし、一切の顚倒夢想を遠離し、涅槃を究竟す」

という文句がある。夢には心に思い浮かんだ観念がそのまま外界に投影して、事実存在のように認識する。すなわちこれは事実でないところの夢想である。幻覚もこれと同じく観念が事実として感ぜられる。

神経質やヒステリーの種々の症状もこれと同じ関係で、自分から作り出すことがある。催眠術では容易にこれができる。顚倒夢想とはすなわち事実と思想のアベコベになった思想ということであろうと思われる。私は仏教は知らないから、ただ当て推量にこのように判断するだけである。この顚倒夢想の拘泥から離れることができたならば、すでに強迫観念はなく、日常の生活活動に罣礙がなく、拘泥がなくなり、自由自在になる。鏡の後ろの影は右左が違っている。もしこの鏡を標準にして髭を剃ろうとすれば、剃刀がアベコベになってなかなか困難である。これを、思想に拘泥して自分をこれに当てはめようとすることに比較することができる。もし鏡はたんに

髭の有無を見定めるに止めて、眼から鏡を離して自分の手加減のままに剃刀を使えば、はじめて自由自在にできる。これを思想の矛盾を離れることにたとえる。これが良智であって前の場合が悪智であるのである。

思想の遊戯をするな

われわれは自分の頭が首の上についているということは、すべての批判を離れて確かに自覚している。もしこれを振ってみたり、つねってみたりしなければ当てにならない、疑わしいと思うならば悪智である。われわれは現在醒覚しているということを自覚している。夢の中でも現実の自分を認めていて、何の批判をも加えないで安心している。もし今自分は現実であるか夢幻であるかということを批判しようとするならば、それは思想の矛盾にとらわれていかにこねくりかえして考えてもこれを断定することができるはずはない。われわれはたとえ、頭が首を離れていても、夢の中にあっても、この現実感のままで、その心身の活動を発揮していけば、それでたくさんである。これをとやかくと批判するのはたんなる思想の遊戯である。

恐怖は恐怖すべきときに起こり、安心はまたその安心すべき境涯によって現われる。安心を恐怖して厭世観をつくり、恐怖を安心して楽天観を獲得しようとするのは思想の矛盾である。注意の活動は周囲の刺激によって自然に発動し、精神の緊張はまたその境涯にあってはじめて起こる。木の梢に登れば精神自ら緊張するけれども、寝転んでいて気を張っていようとするのは無理な努力である。水のバケツを持ち挙げればただちに適切に丹田に力が入るが、つねに丹田に力を入れよというのは無用な骨折りであって、けっして進退自由の活動ができるものではない。いたずらに勇気をつけるとか死を決するとかいうのは、皆各々その境涯に臨まないでの自欺のつけ焼刃である。こんなものは事なきときは独り得々としているけれども、事実にぶつかってはつねに必ず怯懦である。思想の矛盾であるからである。礼儀でも慈善でも思想の矛盾による形式に当てはめたものはつねに虚礼になり偽善になる。たとえば愛児に餅菓子を食べさせたいが、腹に障ってはいけない。やろうか、やるまいか、どうすればよいかと、迷うのは親の真の愛である。これに反して、貧民に金をやるのは慈善である。惜しいけれども人間の義務として仕方がないといえば、それは思想であって偽善である。自分の義務を完《まつと》うしたいという利己主義であって、自分自身から出発した慈悲心ではない。

強迫観念が、この思想の矛盾からいかにして起こり、いかにこんがらかって、進退谷《きわ》まるようになるか、ということを次に説明しようと思う。

10 思想の矛盾と強迫観念

強迫観念は思想の矛盾から

前に挙げた鼻尖恐怖について、読書のときなど、下の方を視るときに、チラチラと鼻の先の目につくことは当然のことである。これが目障りになり、読書に対する精神集注の邪魔になることも当然である。しかし普通の人は、これが少しも邪魔にはならないし、また見えることさえも気がつかないのである。それは、邪魔になることを当然のこととして思い捨てているからである。否、当然とも、不当然とも、また思い捨てるとも、捨てぬとも、何とも思わないからである。そのままである。あるがままである。これが無罣礙で、大自在であり、平常心是道であり、達磨のいわゆる「前に謀らず後に慮《おもんぱか》らず」である。

しかるに何かの場合に、ふと鼻の視えることに気がつく。うるさいうるさいと思う。ますます邪魔になる。これが執着である。ここまではまだ強迫観念ではない。これを思想の矛盾によって、不可能を可能ならしめんとし、鼻の先を視ないように、感じないように、思わないようにしようとすることからはじめて強迫観念が発展するのである。このことから精神の葛藤、苦痛煩悶が際限なく発展していくありさまは、あたかも柱と角力を取って、気張れば気張るほど、あせるほど、秘術を尽くすほど、ますます苦痛を重ねて、ついにはヘトヘトに疲れるようなものである。すなわち強迫観念の患者は当世あらゆる治療法や精神修養法を尽くせば尽くすほど、その強迫観念はますます増悪するばかりである。それはこれを条件としてますます思想の矛盾に矛盾を重ねるからである。禅ではこれを繋《け》驢《ろ》橛《けつ》ということに喩えてある。すなわち驢馬をつなぐ杭で、驢馬が逃れよう逃れようとあせるほど、綱はその杭に次第次第に巻きついて、しまいには身動きもできぬようになるのと同然である。すなわち悪智で、循環論理ではてなく廻るようなものである。

私が全治させた患者のうちには、不潔恐怖の発病以来二十二年と、不眠恐怖の同じく二十二年と二人あった。これだけの努力、忍耐、持久力を縁の下の力持ちでなく、ちょっと置きかえたら、いかに人生の活動が立派に有効にできたことであろう。この点から考えても、神経質がいかに人間力が強くて、けっして無気力、意志薄弱でないということがわかる。すなわち患者がもしひとたび心機一転して思想の矛盾を断ち、無礙の心境を獲たならば、従来の苦悩、悲観はたちまち大きな歓喜となり、宗教でいえばいわゆる法悦となるのである。

さて、諸君、この思想矛盾の起こると起こらないとの間一髪の相違が毫釐の誤り千里の差を生ずる所以《ゆえん》であるということがまだお解りになりませんか。あわれなる強迫観念の患者よ、もし諸君がこのきわめて平易なることがお解りになって、その苦悩を去ることができてくれるならば、私の診察の面倒もいらないし、私の悦びはこれ以上のものはない。なお、もしこれによって治った方は一本の端書の報告をお願いしたい。

些細な不快にもとらわれる

も少し説明を進めてみよう。あるとき、縁起恐怖、瀆神《とくしん》恐怖その他種々の強迫観念をもちつづけているある患者が、私が鼻の恐怖の例を挙げて説明したのを聴いて、ただちに自分も鼻の執着にとらわれるようになり、数日間、鼻が邪魔になったことがある。こんな患者は、何でも些細な不快にもすぐとらわれるようになる。それはつねに身体を大事にしているものが、そよ吹く風にもゾッとしてすぐ風邪を引くように、何でもいやな気持ちということを人生の重大なことと考えているからである。

「時計の音が邪魔になりはしないか」と問われて、その人は柱時計の音が聴こえるようになる。その直前まで聴こえなかったのである。注意のそれに向くと向かないとの相違である。神経質の患者には、自ら聴覚過敏とか独断して、懐中時計を枕元に置いても、睡《ねむ》られぬというものがある。けっして感覚過敏ではない。注意の執着と否との区別である。夢を少しも見ないという人がある。神経質にはつねに夢を見るといってこれを不眠の証拠とするものが多い。この夢の多少も事実における夢の多少ではない。ただ注意の執着と否との相違である。夢を見ないという人でも、睡りから醒めたとき、つねに必ず夢をみたかどうかということを観察させてみれば、ほとんどつねに何かの夢を見ていないことはないのである。

広い意味に解すれば、ほとんどすべて強迫観念のない人はない。時計の音がうるさく夢を見ることが気にかかるのも、皆これを聴かないように、夢を見ないようにという心の反抗が強いから、それが神経質の症状となるのである。われわれは芝居から帰って読書する。芝居で見た先代萩の千松のことが頭にこびりついて、読書の方には少しも心が向かない。その千松が「追えども去らぬ煩悩の犬」となることがある。しかしこれはその事柄が重大なことでないから、さほどの苦痛は伴わない。試験のときの勉強は、身にとって少し重大であるから、強迫観念的の苦痛になることがある。今、数学の勉強をする。昨日の英語の点数、明日の歴史の問題が気にかかる。これを思わないように、気にかけないようにとすればますます気がイライラして、数学には少しも身が入らないようになる。これが常人の日常における強迫観念である。仏教でいう煩悩とは、この広い意味をいうのであって、それを拡大誇張して模範的のものにしたものが病的の強迫観念である。われわれはこの強迫観念を知ることによって、これをわれわれの常態心理によって反省して、自己修養の標準にすることができる。われわれの煩悩もこれによって去ることができる。強迫観念の治癒はすなわち煩悩の解脱であるのである。

美しい髭をもった一老人

中国に某という美髭の人があった。あるとき、王から、お前の髭は夜寝るとき、どうしてしまっているかと問われた。問われてみるとわからない。その夜、寝るときに、その長い髭を布団の上にやっても、内へ入れても、横向けにしても、どうしても具合よく気持ちよく寝られなかったということがある。今まで、何の気なしにやっていたものが、ひとたび自分に気がついてみるとこれが邪魔になって仕方がない。前の鼻の尖や、時計の音や、夢も皆同様である。この髭もこれに対して思想の矛盾を起こせば、これが強迫観念になるのである。

ある患者は鼻の手術をして以来口蓋部に異常感覚を起こし、またある患者は人と応対するときに、口の中に虫の這うような気持ちを覚え、人と対話することを恐れる赤面恐怖の一種となり、ともに数年間これに苦しんだ果てに、私の治療を受けたものがあった。皆、この髭と同じ関係からこれに執着し発展したものである。

私はある強迫観念患者の治療の際に、あるときは、「今夜、寝るとき、最も工合よく、気持ちのよい身体の位置は、どうであるかを工夫するように」と命じた。その晩に、患者は、どのようにしても寝具合が悪くて、安眠ができなかった。その次の晩には「今夜は一定の姿勢で、いかに気持ちは悪くとも、いつまでもそのままに我慢して寝るように」と命じた。この夜はいつとはなしにグッスリとよく安眠ができた。つまり、こんな簡単なことでも、体験によって、その心境を会得させるのである。この前の場合が強迫観念を起こし、後の場合が思想の矛盾を断絶するのである。

一　大学生の音響恐怖

さて、われわれに対して苦痛な事情があるものは、当然苦痛である。われわれの生活に対して重大なる関係のあるものほど、その苦痛も大きく、且つ、長く持続するものであるということは、われわれの感情の動かすべからざる事実であって、直接に思想でもって何とも変化することはできない。柱時計の音に気がついて、うるさいのは数分間で忘れる。戸外のブリキ屋の音がやかましいのも、遅くも数十分もたてば読書の邪魔にならなくなる。小児が四谷怪談を聴かされた恐ろしさも、二、三日もたてば忘れる。電車でスリにガマ口をすられたくやしさも、一週間とは続かない。大震災の恐怖は半年、愛子を失った悲しさは一年、と大抵相場が決まったものである。これをいろいろにやりくりしようとしてもなかなか思う通りにはならない。しかるにこれがひとたび思想の矛盾にとらわれると、たんなる時計の音でも、はなはだしきは嘔吐を催すまでにうるさくなり、その苦痛を多年にわたって取り去ることができないことがある。

ある大学生は勉強するのに、周囲の何かの音や人声が苦しくなり、下宿を次から次へと移転するようになり、試験前には、信州の山へ逃げて行く。信州ではまた水の音や風の声にも心を乱されるのである。音響がうるさくて、耳を塞げば鼻の孔から聴こえる。鼻を塞げば呼吸がつまって死にそうになる。この患者は、普通の人は音には平気で、自分独り音がうるさい。普通の人は聾で、自分独り聴こえると独断することが、前の鼻尖恐怖患者の、他の人は鼻が見えないで、自分独りに見えると考えるのと同じように、全く自己中心的の考えから起こるのであって、これを聴かないように、気にかけないようにする思想の矛盾から強迫観念となり、ますます葛藤をたかめていくようになるからである。

一大学生の遺恨恐怖

ある大学生は、数年前、あるとき一友人から悪口をいわれて、侮辱を感じたことがある。その後、このことがくやしくてたまらず、勉強も何も手につかず、さまざまに工夫して、このことを思い捨て、忘れようとしても、どうしてもその執着を取り去ることができず、ついに強迫観念になってしまったのである。患者は宗教や道徳の教えによって、相手を宥《ゆる》してやる工夫をし、人の罪を責めないようにしようとする。けれどもその受けた心の傷の痛みは常に心頭を去ることがない。このやるせない自分の苦悩はあの男のためである。彼の失敬なことさえなかったならば、こんなことはないはずである。どこまでもこの遺恨を捨てるに、やり場がない。何ゆえに自分は普通の人のように、大きく気をもつことができないのであろう。さては、どうにかして彼に復讐をしてやろう。それにしてはあまりに事柄が小さくて、省みて自ら恥じる。（この、非行に至らないのが神経質の性格であり、意志薄弱性素質者と大いに異なるところである。）明けても暮れてもこの同じ悩みに苦しんで、すべてのことが手につかず、ときにはむしろ彼を殺してこの苦しみを断とうかとさえ考えることもある。遺恨恐怖とも名づけるべき強迫観念である。つまり患者は、何とかしてこの遺恨の苦悩から逃れたいという悩みと恐れをもっているものである。常人ならばこんなくやしさは数日で忘れられるはずのものである。しかもこの患者が多年にわたって、同じ悩みに苦しむのは、もともとその恨みそのものになることができないで、この悩みを取り去ろうとする思想の矛盾にとらわれて、道徳や宗教の智識は悪智としてかえってその禍いをなしたのである。もしこれが石につまずき、柱に額を打ちつけたくやしさならば容易に忘れ得たでもあろうに、同輩という悪い条件にぶつかったがために、このようになったのである。否、石にぶつかったことから強迫観念になる患者もあるのである。

こんなときに、私の法は、人を有す徳とか、敵を愛するとかいうような道徳宗教の骨の折れる法ではない。恨みは恨みとして、そのままに、わが感情の事実として、ことさらにこれを否定しようとせず、ただ恨んでいればよい。つまり恨みを呑んでいるというふうにいってもよいかも知れぬ。それでこの位の程度の恨みならば、常人は数日で忘れてしまう。あるいはその相手に会って話をすれば、かえってその恨みが好意にかわることさえもある。つまり思想の矛盾を断って無礙になれば、いかなる苦痛も容易に消散する。常人の通り相場の苦痛期間もきわめて短縮する。あるいは心頭滅却すれば零にもなるであろう。なおこの無礙ということはことさらに自分を捨てばちにし、なりゆき放題にするという意味ではない。少しむずかしいが、自分の自然に返るということである。

苦痛とは何か

さて、苦痛とは何か。少しむずかしいかも知れないけれども、苦痛とは一つの名目であり、抽象的な概念である。快楽に対する相対的な言葉である。明暗、前後とかいうのと同じように、比較相対をやめればその名目はなくなる。名目すなわち思想がなくなれば、今自分の立っているところは、前でも後ろでもなく、今見ているものは、明でも暗でもない。たんにその状態そのままのものである。苦楽の批判がなくて、そのままであれば、これが善いとか悪いとか、是とか非とかの判断はない。そのときに苦痛という訴えはない。私はこのことを、「山に入って山を見ず」ということに喩えてある。苦痛の中に住し、苦痛そのままになったときには、もはや自分に苦痛というものは見えない。自分の頭の存在は明確に自覚しているけれども、鏡に映さなければ批判はできない。しかもあるがままに何の不安もない。苦痛も同様に、麻痺、無感覚でない以上は、生理的心理的に適確に、悟った人にも凡人にも、同様にその苦痛が存在しているけれども、思想の鏡に投影しない限りはこれに対する批判がないから、苦痛と名づけることを知らない。私はこれをアインシュタインの相対性原理で説明しようとするのであるが、立って汽車が走るのを見れば各々その速度が違って見える。汽車に乗ってしまえば、いかなる速度も、自分でそれを感ずることはできない。もし今仮に光線の速度に乗ってしまえば、世の中にすべての形がなくなってしまうのである。苦痛そのままになってしまえば、いかに大きな苦痛もこれを感ずることはできない。

前に挙げた電車の中で不安になる患者でも、その不安を当然のこととし、思想の矛盾を脱して、不安そのままになったときには、もはやその不安を感ずること、批判することはできなくなり、すなわち平常心是道の体験を得ることができる。心悸亢進発作の患者は、死の不安に襲われて、こんな恐ろしい苦しいことはないけれども、その発作のときに、断然すべての治療法や安心を求める工夫を捨てて、恐怖そのままに我慢したならば、ただちにこの平常心是道を会得することができる。十年の心悸亢進発作の患者が、私の一回の診察で全治したことは拙著、『神経質及神経衰弱症の療法』の第一例に挙げてある。

気分本位と事実本位

自称詩人や迷った思想家、宗教家等は私のいう「気分本位」を目途とし、動かすべからざる「事実本位」の上に立つことを知らない。すなわち人生は、自ら愉快に、安楽に、幸福に満足でなければいけないと考え、ために思想の矛盾によって、安楽を追求してかえって悲痛に堕し、極楽を憧れてかえって地獄に苦しむのである。事実本位から見るときには、花には心すがすがしく、虻蝿はうるさい。死は恐ろしく、生は楽しい。糞は不快で、味噌は美味しい。味噌も糞も同様に美味しく、死も生も一様に安楽でなければ承知しないというのは、ずいぶん無理な相談である。人生は腹がへるから厭世である。腹がへれば麦飯でも美味いから楽天である。どっちをどうといったところで、結局は思想の遊戯である。腹がへれば食を求め、美味いものを食えば悦べばよい。生の欲望に奮闘し、日々の結果に満足すればよい。歩くときには、足は右左、こもごも前後して行く。ことさらに前後を分けるに及ばない。人生の行路は、苦楽つねに相伴っている。ことさらに苦楽を分けるに及ばない。その時々の事実を事実のままに認めさえすればたくさんである。

神経質の患者は、しばしば「自殺する勇気もない。この苦痛を堪えることができるかどうか覚束ない」とか愁訴することがある。われわれは死ぬべき条件が揃えば、いやでも応でも死ぬようになる。自殺の条件が揃わないのに、無理な勇気をこしらえようとするのが思想の矛盾である。この苦痛を堪え得るかどうかということは、その苦が予期恐怖であり、現在せっぱつまった苦痛でないから、そんな余計な思想の矛盾が起こるのである。歯痛のとき、あるいは四十度あまりの高熱のとき、あなたはこれに堪え得るかどうか。堪えても堪えられなくとも、ジッと我慢するよりほかに仕方はない。治るかどうかは、各々その病の性質によって違う。どうにも仕方はない。堪え得るか否かは問題ではない。死を恐れ、苦痛を忍び、石に噛みついても活路を求めるよりほかに仕方がない。いかに飛び起き、はねかえりたくとも、医者が安静にしなければいけないといえば、一生懸命に寝ていなければならない。

ある流感の肺炎患者は、医者が動いてはいけないというのを、ただをいって便所に行ったために救われず、他の同病患者は、病症はずっと重かったけれども、厳格に医者の言を守ったから助かったのである。堪え得るか得ないかが問題ではない。ただその事実に服従し、苦痛そのままに任せておくよりほかに仕方がないのである。

11　強迫観念はつねに事実と反対になる

不潔恐怖は不潔になる

不潔恐怖の患者はますます不潔になり、赤面恐怖の患者は、いよいよ恥を知らないようになる。疾病恐怖の患者はますます不摂生となり、縁起恐怖の患者はかえって自分の好運も幸福もこれを犠牲に供して少しも顧みない。皆思想の矛盾によって、自分の思うことと実際とがアベコベになってしまうからである。

不潔恐怖は伝染病とか中毒とかに関係して起こることが多い。自分が伝染病の疑いを受けたとか、身近い者の伝染病の看護をしたとか、病人の話を聞いたとかいうことから起こり、その他さまざまの関係から変化して不潔恐怖になることがある。前に挙げた鰹節恐怖の例は一つの不潔恐怖で、これによって種々の関係から強迫観念がさまざまに変化していくありさまがわかる。

ある患者は、はじめ親が死んで、仏前で礼拝するときに手を洗って、もし手が不浄であれば罰が当たるという瀆神恐怖の形で発病した。で、便所に行くとか、何か穢いものに触ったと思うときには、その手をどこまでもきれいに洗った上にも洗わなければ、手に不浄が残っているような気がする。患者は自ら馬鹿げたことと知りつつも、ものを穢いと思ういやな気持ち、不浄が少し残っていはしないかという不安の気分が苦しい。患者はこの気分本位に従うから、理智では明らかにそんなことはないと知りながらも、事実本位としてその事実に柔順になることができない。そのいやな気持ちをなくそうとするために、むやみに手を洗うようになる。バケツに幾つもの水を使い、はては腕を洗い、全身を洗い清めても、まだ気が済まないようになる。次にはその当然の結果として、すべて不浄らしきものには一切、身体が触れないような工夫をするようになる。次には何が不浄かということを苦心研究するようになる。この患者は朱が硫黄の化合物であるということを聞けば、赤いものに触ることができなくなり、菓子屋で腐敗した鶏卵を用いると聞けば多くの菓子類が食えなくなり、数え挙げれば限りがないほど、何やかや気にかかるものばかりになった。患者はものに触るのにつねに紙を用いて、多いときは一日百枚も使い、さらに木綿で作った袋を両手にはめているというふうであった。便所に行くのには紙を用意するのに一時間あまりもかかる。できるだけ便所に行かないようにする。そのためにしばしば途中で尿を漏らすことがある。これを仕末することができなくて、できるだけ漏れたままで我慢している。大便に行くときには、まず便所の戸を開けるのに五枚の紙を二つ折りにしたものを用い、さらに便通の後には、また別の五枚の紙を四つ折りにしたものを用いる。手に不浄が浸み出しはしないかという心配からである。これでは大便が綺麗に拭われるはずがない。常人ならば、想像するだけでもいやなことである。患者はこの明らかな事実さえも心に考える余地がない。一心不乱に手に浸みがつきはしないかということのみを恐れているからである。患者はものに触ることが恐ろしいために、衣を着更えることも入浴することもできない。一、二週間もたつ間には、患者の尻のあたりは、どのようになるのか。想像しても不潔きわまるのである。

この世からなる地獄の苦しみ

このような患者が発病以来、はじめは些細な何となく気持ちが悪いという程度から、次第に発展して、ついには抜きさしならぬこの世からなる地獄の苦しみとなり、不潔を恐れてますます不潔になるありさまがよくわかるのである。すなわち患者は気分本位で、些細な、いやな気持ちでも完全にこれをなくしたいという執念にとらわれたからである。心が自分の気分ということにのみ内向きになったがために、周囲の事物を正しく批判し、事実における不潔を避け、不浄のものを取り去るということが全くできなくなったからである。普通の人は日々降りかかる運命に対して些細な気分を没却し無視し、事実に対して柔順であるから強迫観念にはならない。二葉のうちに断つから大木にならないでしまうのである。

ある患者は、病院で、自分の上草履に他人が触ることが不潔に思われて、つねにその草履を自分の寝る布団の下にしまっておくのである。その草履では自分が便所にも行くのである。われわれは人の唾液はきたないが、自分のは何ともない。この患者はこの心持ちを極限まで誇張したものである。

赤面恐怖は恥知らずになる

赤面恐怖は、あるいは学校で笑われたとか、女の前でしくじったとかいう機会から起こることが多いが、また子供のときから恥ずかしがりやで、他の人々のように人前で元気よくなれないとかいうことを悲観し、長じてのちに思想が発達するにしたがい、これを自ら病的と解釈するようになり、次第に強迫観念となるものもある。人に会うのがいやになり、集会の席に堪えられなくなり、電車に乗ることもできないようになることがある。人と眼を見合わせるのに、あたかも変人や貴人に対するように戦々兢々となり、つねに目を他にそらせていなければならない。患者は自らこれではならないと奮発して、あたかも喧嘩腰になり、相手の目をにらみつめて真赤になることもある。これもやはり気分本位で、自分の恥ずかしいという気分を否定しようとし、無理に恥ずかしがらないようにと一所懸命に努力して、心はつねに内向きになり、周囲のことの見さかいがつかないようになる。すなわち患者は自分の無作法や他人の迷惑などは眼中にないようになる。ただ自分が恥ずかしがりさえしなければ、それでよいということになる。無理な相談である。恥ずかしいから恥ずかしがるという相対関係は全く忘れてしまう。常人ならば恥ずかしいために、人に笑われ、悪《にく》まれぬよう、自ら疚《やま》しからぬように努力するけれども、赤面恐怖は思想の矛盾によってちょうどこれと反対になる。赤面恐怖が恥を知らなくなるのは、この関係から起こるのである。私のところにはほとんど煩に堪えないほど、患者から多くの治療法聞き合わせの手紙が来るが、赤面恐怖の患者は、他の強迫観念と比較して、著明に自分の勝手のよいことばかり長いくどいことを書いて、ときどきは送料不足の手紙をよこすことがある。くわしく治療法を教えてくれと無理な注文をしてくる。先方の迷惑は思いやる余地がないのである。自分で恥ずかしがらないようにという努力のために、人に対して恥ずべきことをしないようにと考え工夫する暇がなくなるのである。

縁起恐怖は幸福を犠牲にする

縁起恐怖の患者は、四の字（死の音と通ずるため）のついた番号の汽車に乗ることができないで、親の死に目に遭うことができなかったとか、病気になったときでも、方角が悪いために適当な医者を呼ぶことができぬとかいうふうに、自分の気持ちを悪くしないようにするためには、いかに自分で不便で迷惑で、生命にかかわることでも、その事実を無視して顧みない。この患者のためには、事実はどうでもよくて、ただ気分のみが最も大切である。もとは幸福への欲望から起こる縁起も、これにとらわれては、すべての幸福を犠牲にしてしまうのである。この縁起恐怖は百人百色で、ずいぶん珍しい不思議な、常人には想像もできないような実例がたくさんあるけれども、あまり長くなるから挙げることができない。

前にも述べたように、この強迫観念はわれわれの煩悩の誇張された模型である。強迫観念患者が恐怖にとらわれるため、思想の矛盾に陥って、あたら人生を犠牲にするという心理は、われわれが自ら省みて、大いに参考としなければならない。つねに引っ込み思案で、平々凡々の酔生夢死の人と、当たって砕ける勢いで、人生の成功者となるものとの間の相違も、大いにこの心理の関係するところがなければならない。

罪悪恐怖の例

ある男、七年前から、背中に何か不潔物がついたような気がして、つねに背中がムズムズして不快であるという強迫観念をもっている。昨年、亡兄の盆の夜、偶然の機会に、亡兄の妻に対してある罪を犯した。その後、亡兄に済まぬという自責の念に悩まされ、朝夕、床の上に坐って、亡兄と祖先の人々に対して詫びて祈った。しかしこの祈りをすると背中の不快感を誘発してますます苦しくなる。で、患者は謝罪はそんなに長くやる必要はない、兄も自分のために悪いことは欲しないにちがいないと考えて、その後祈ることは中止した。その後も自責の念はときどき起こり、兄が怒っているのではないかと考えては、背中の不快感を誘発する。兄ももしあのときの自分の罪を悪《にく》むならば、盆に魂が帰ってきて、自分の行ないに妨害を与えるはずである。それがないのを見れば、自分はそのことをさほど罪と考えるにも及ぶまい、などと考えてみる。兄の袴を自分用にしようとしたが、その紐を締めるときに、背中の不快感を起こして苦しい。ついに袴は送り返してしまったというふうに、患者の罪に対する自責の念はそれからそれとさまざまにこんがらかって、苦痛に悩まされる。その自責というのは、皆自分の後悔の苦痛から逃れようとし、これを否定しようとする自己弁護であり、自欺の気まぎらせである。純一に罪を悔いるのでなくて、罪を弥縫《びほう》、糊塗《こと》しようとして、思想の矛盾に陥り、ますます強迫観念が発展するのである。これは表面では兄に対する謝罪のようであるけれども、実は自己の苦痛を回避しようとする手段であり、その罪を安易に帳消しにしてもらおうとする策略である。犯したる罪は当然その責めを受けなければならない。食傷の腹痛は当然しばらくこれを忍ばねばならない。いか物食いをして、一服の薬を呑み、あるいは神に祈って、腹をそこなわないようにしようとするのは、不可能を可能にしようとする悪智である。犯した罪は、あたかも怪我のようなものである。しばらく傷の痛みを忍んだのちに、さらに瘢痕が残る。ただ年を経る間に、少しずつ薄くなっていくだけのことである。この罪を罪として、そのままに従順に、大胆に責めを負うものは、懲りて再び罪を犯さないのであるけれども、悪智によって罪を糊塗しようとするものは、幾度でもその罪を繰り返そうとする心底の者である。

懺悔とは何か

ついでに懺悔ということについて一言してみよう。天理教やクリスチャン・サイエンスやその他宗教的なもので、懺悔によって病気が治るということがある。フロイトの精神分析法でも、懺悔でヒステリーなどが治る。その心理はくわしくいえばちょっとむずかしいけれども、一口にいえば、懺悔とは罪の当然の報いを当然に甘受するという心構えである。すなわち自分の罪と思うことを自首告白し、発表することによって、その罰を受けようとする態度であって、これによって罪を免《まぬが》れ、負債を逃れ、助けられようとするのではない。苦痛も名誉も命も投げ出す捨て身の態度である。悔い改めるとは、罪の報いを受けて、懲りて将来を自ら戒めるという意味である。邪道の宗教を信ずるものは、何度でも懺悔して、何度でも平気で同じ罪を繰り返すものである。それは懺悔という形式を利用し、だしに使って、自分の罪を免れようとする手段であるからである。

罪を告白するとは、たとえば商人が破産に瀕したときに、自分の一切の財産や負債をありのままに公表するようなものである。その態度は、債権者は各々その自由にせよ、世の人は自分を不信用せよと、家も自分も投げ出した心持ちである。自分自身は救われるつもりでない。このときにはじめて、世の人は鬼ではない。債権者は競ってこれを復活させようとし、世の人はこれを信用して憐みを加える。これが懺悔し捨て身になって、救われ助けられるという事実になるのである。思想の矛盾による悪智では、懺悔といういやな苦痛と悩みとを没却することができない。もしこの商人が策略をもって、自分の財産を隠匿し、詐《いつわ》りの公表をしたならば、本人の自責の苦悩はもとより、けっして人からも救いを受けることはできない。もし正しく懺悔したならば、その商人が前に長い間、無い袖を振り、外見を張り、内のやりくりは火の車で、心の煩悶のやるせなかったものが、たちまちにして重荷をおろし、赤裸々になって、身も心も軽々となるのである。罪を犯したものが懺悔して救われるというのはこの意味においてである。その罪の罰を当然受ける覚悟でなければいけない。破産した商人が自分の財産を隠匿するように、その罪を逃れようとして、弥縫するのではない。真宗でいえば、自分の罪のために地獄に墜ちるか、浄土に行かれるか、一切のきりもりを阿弥陀様に一任するのである。このときにはじめて自分が罪から救われるのである。思想からいうと言葉がアベコベになっているが、それはもともと思想そのものが矛盾しているからである。むずかしくいえば主観と客観との見解の相違である。自分の顔と鏡に映った顔との相違である。

懺悔によって病気が治る

宗教で懺悔によって病が治るというのは、適切にいえば、精神的な条件から起こった病に限ることである。癌腫や伝染病や外傷がこれによって治ると思うのは迷信である。しかるに多くの病は、つねに多少にかかわらず、精神的な条件を種々の関係において加味している。これが物質医者のよく知らないところであり、宗教的療法が偶然に治し得るところのものである。

強迫観念はもとより、その他種々の病症の形をもって現われる神経質は、皆ほとんど純粋な精神的条件によって起こったものであるから、この懺悔によって、捨て身の態度となり、当然の罪を罪としてその罰を受け、苦痛を甘受するという覚悟によって、これを治すことができる。すなわち神経衰弱などが、天理教で治ったとかいって、ひどく感謝することがある。それはよいが、その理由を知らないために、ついつい迷信に深入りするようになりがちである、というのははなはだ好ましくないことである。これに反して強迫観念の患者は、簡単ないわゆる神経衰弱症と違って、思想の矛盾のこんがらかったものであるから、なかなか容易に宗教を信ずることはできない。しかし強迫観念でも、もし懺悔することができたならば、その苦悩から脱却することができるのである。

自ら罪を知らない

ところがこれらの患者は、罪を悔い懺悔しようにも、自ら自分の罪を知らない。自分が頭痛持ちであるのも、生み方の悪い親の罪、赤面恐怖も人々の同情がないから位に、自我一点張りで罪を周囲に嫁して、自分には少しも心に疚しいところはないと信じている。もしこの患者が精神修養によって、自分は大変な自我主義であり、人の苦痛は十年でも我慢するが、自分のは少しの苦痛でも、家族、友人、周囲の人に同情を要求せねば気が済まないとかいう自分の欠点を知ることができたならば、もちろん懺悔によって治るのである。しかしこれを知るに至る修養は容易でないから、したがって他の方法をとらねばならない。

釈迦は応病与薬といったけれども、宗教的懺悔は、神経質の心理を知ったうえでやることではないから、仏教では一般に人の煩悩を断つために、御経の初めにまず懺悔文がある。「……知ると識らざると犯すところ、斯の如き無量の罪……皆無始貪瞋痴《とんじんち》に因る」とかいうことがある。われわれも強迫観念患者も、皆実は自分で知った罪はきわめて少なくて、気がつかない罪がはなはだ多い。あるいは先の罪の恐怖の例のように、自ら罪と思っても、かえって正しくこれを知らないで、これを糊塗しようとしているようなことが多い。故に仏教では、頭から、ともかく懺悔せよ、懺悔文を唱えよということになる。

貪瞋痴とは詰まるところ、自己中心主義ということである。神経質が苦痛を回避し安楽を貪《むさぼ》ろうとするのは貪で、親の育て方が悪い、人が同情しない、世の中が自分につらく当たるとかいって瞋《いか》り、憤《いきどお》り、恨むのは瞋であり、自我に執着するために、人と我との関係を正しく判断することができず、不合理に貪と瞋とを起こして我とわが心を暗くし、愚痴をこぼして無智、愚昧《ぐまい》になるのを痴というのである。すなわち何はともあれまず自分の小理屈を捨て、懺悔文を唱えて自分に貪瞋痴というものがあるという事実を承認し、つねに深くこれを内省して、その罪を悔い改めよと、こう大袈裟にやっていくのである。

神経質の愚痴

神経質の患者がよくこぼすことであるが、人が誰も自分に思いやりをしてくれぬ、自分を理解してくれる人がないという。実は自分が人に理解してもらいたいのは、自分に都合のよい事柄に対してのみであって、何もかも自分の全部を見すかしてくれては大変である。皆貪瞋痴から起こる愚痴である。また強迫観念の患者が、この苦しみばかりは堪えられないが、他のことならどんなことでもけっしていいとわないと真面目に訴える。一つの苦痛に堪え得ないものは、どんな他の苦痛にもけっして堪えられるものでないということを知らない。またこの病では、どうあっても死にたくないという。そんなら、どの病で死にたいのか、と反問すれば何と答える。

神経質の患者が揃えば、十人が十人ながら、皆互いに他を笑うのである。君は立派な身体で、ニコニコして元気で、どこが苦しいのかという。いわれた当人は、すなわち人の知らない苦痛という。赤面恐怖は眩暈頭痛を笑い、不潔恐怖は赤面恐怖を笑う。鼻の恐怖や鰹節恐怖などは、他の患者には想像もできない。不思議な馬鹿げたものとしか思われない。各患者が互いに自分のみが苦しい、人は馬鹿げている。たとえば鼻の恐怖患者は自分は頭痛位は何でもない。十字架を踏んだって何とも思わないといって、頭痛持ちや縁起恐怖患者に同情することを知らない。皆貪瞋痴から起きるのである。すなわち強迫観念の患者に強迫観念の心理を説明しようとして、他の強迫観念の例を挙げても、患者は、そんなことは私は何ともありませんと答えるのみである。もしこの患者が、ひとたび自我のとらわれから離れたときには、他のすべての患者に対して同情に値するものがあるということを知るようになる。このときにはじめて、自分の貪瞋痴を懺悔することができる。

12 強迫観念の治療法

恐怖に対する態度

ある観念が強迫的になるとは、何かにつけてふと思い浮かぶ不快、苦痛を伴う観念が、これを思うまいとするほど、しつこく思い出されて自分につきまとうようになるのをいうのである。このときにその考えは、悪魔か何か自分以外のある力の影響で、自分に強制的にそう思わせるように考えられる。自分自身のものでなくて、外界の存在のように思う。すなわち自己を外界に投影して、鏡に映った自分と同様の関係になる。この強迫的な考えを「煩悩の犬」に喩えたのは面白い。さも恐ろしい犬に吠えかかられるようなものである。

私は今この喩えによって、われわれが犬に吠えかけられて、恐怖におびえるときに、われわれはこれに対していかなる態度をとるかということについて説明してみようと思う。これはほんとうの犬の場合であるが、強迫観念は投影された影に対する恐怖で、夢で狂犬に追いかけられると同様の関係である。夢のときには本人はこれを事実と考えているから、実在の犬に吠えかけられるのと全く同一の恐怖である。

犬に対する子供の態度

今、犬に吠えつかれるときに、もし小さい子供であったならば、子供はそれがライオンであろうが狂犬であろうが、何の批判なしにたんなる恐怖の本能のままに、お母さんの懐に顔を突っ込んで、恐れおののきながら、一所懸命にお母さんにかじりついている。この態度は宗教的にいえば絶対他力の帰依である。このときその子供の心は、自分を脅かすものがいかなるものであろうが、それは問うところではない。狂犬に咬まれようが、獅子にひっかかれようがただ自分の運命を母に任せているばかりである。子供はこれで純一無雑の安心立命である。しかも恐怖そのものは人間の本能であるから、もちろんこれを否定することはできない。南無阿弥陀仏というのは、弥陀に帰依するということで、死ぬも生きるも地獄も極楽も、降りかかる一切の運命を慈母の如き宇宙の大慈悲に一任するということである。不治の病気を治してもらうとか、懶惰《らんだ》にしていて金持ちになるとかいう意味ではない。ここが正信と迷信との分かれるところであって、実に毫釐の誤りが千里の差を生ずるに至る所以である。

犬に対する普通人の態度

つぎに普通の人ならば、犬に吠えかかられれば、咬みつかれてはたまらないから、これを防ぐとか攻撃するとかの態度をとる。まず犬をにらみつけて一定の姿勢をとり、蝙蝠傘なりあるいは持ち合わせの物で身構える。吠える犬に対する最も適当な態度は、犬を見つめて身体を低くかがめばよい。そうすると大概の犬は逃げてしまう。こちらからいえば捨て身の態度であるが、犬の方からすれば、これを攻勢と見て恐れるであろう。禁厭《きんえん》（まじない）の法でいえば、掌に虎の字を三度書き、これを握っていれば、犬はけっして向かってこない。また真言秘密の法では、左手に金剛の印を結び（拇指を内に掌を握り固めた形）、これを懐手して丹田に当てていればよい。あるいはこれを変形して、その手で睾丸を握っていてもよい。これらの秘密の法も実は何でもない。たんに不動の姿勢をとりさえすればよいのである。全く立木のように不動でありさえすれば、群がる蜂でもけっして刺すことはない。虎を書くとか印を結ぶとかいうのは、これによる不思議な力という思想をだしに使って、不動になれる信念を得させようという方便に止まる。方便はよいが、そのためにかえって迷信に陥る弊害が大きいのである。やはり犬や蜂やの心理に対する正しい方法を教えるのが最も有効無害であるということは明らかなことである。これが恐怖に対する自力の修行である。強迫観念でも、各々その恐怖に対してこの態度になりさえすれば全治することができる。普通の人は人生における種々の事件に対して、つねにこの態度であるから強迫観念症を起こさないのである。上に挙げた犬や蜂に対する態度も、必ずそれ相当の修行を要する。しばしばそのことに当たって相当の態度を体得しさえすれば、その後は全く易々楽々たるものである。楽天地である。正確にいえば他力の法と自力の法とは全く別々のものではないけれども、一般にいえば、われわれの人生の万事につけて、前の他力の法は、最も易行道《いぎょうどう》であることは明らかである。

犬に対する神経質の態度

さてつぎに、神経質が犬に対する態度はどうなるかというと、前の子供と成人との態度のどちらともつかずで、すなわち神経質は煩悩の犬に対して恐ろしいからこれを見ないように、その方に向かないようにしようとする。この点は子供の心に似ている。一方にはこれを恐れることを自ら卑怯とし、腑甲斐ないことと考えて、一所懸命にこれを恐れないように努力する。こんなふうであるから、その精神状態は、一方には恐れふためきながら、一方には自分の状態をつねに省察批判するようになる。下腹がつれ上がって、息がつまりそうになる。胸騒ぎがする。手足が冷却する。口内が乾燥する。舌がつれる。腰がグラグラし歩行がアタフタする。頭がカッとする。自分が自分でない気がする。その他何々、それはそれは微に入り細にわたって、自己観察を逞しくするようになる。このときにはすでに自分と外界との関係を忘れ、外界を無視し、自己の気分のみにとらわれ、その一定の感覚に執着し、これを他の人と異なる特異な病的異常と批判して、種々の神経質の症状が発展し、あるいは強迫観念となるようになるのである。

これを前の普通人の場合と比較すれば、普通人はその全精神を犬に向かって集中し、犬の一挙一動に対して一心不乱に心を働かせているから、心は外に向かってしまって、自ら内省する余地を残さない。いわゆる無我の状態である。自分が今、胸騒ぎがしているのか、どんな気分であるのか、自分の態度、かけひきさえ自分でこれを知らない。強迫観念とは全く違っている。つまり外向きと内向きとの相違である。臨済禅師の語に「人を奪い境を奪う」ということがあるが、「我れを無くし、外界を無くす」位の意味であろう。子供は犬に対して、自分も外界も捨ててしまい、成人は自分を無くして外界にのみ向かい、強迫観念は自分と外界との間にどちらともつかず戸惑いしている状態である。以上挙げた三つの場合は、子供も成人も自然の状態であるが、強迫観念の場合は、不自然な思想の矛盾によって起きる迷妄であり煩悩であるのである。

「案じるより生むが易い」ということがある。案じるとは、降りかかる苦痛を予期し、自己の力が虚弱であることを想像して、その両者の間の心の葛藤の苦痛であるが、事実にそのままぶつかってみれば実は何でもない、煩悶の苦悩よりも実際の苦痛はかえって安易であるという意味であろう。

自然の心

われわれの心は、日常の生活においてつねに外境に牽制され、また自らしようとすることには、常にその目的物に対して注意が集注されている。私はこれを意識の目的性または遠心性と名づけている。球を投げてこれを受けるのに、その球ばかりを見つめていて、これを受けるのに少しも誤りがない。そのとき自分の手はどんなふうに動かしているのか、少しも気がつかない。もし自分の手つきや足元に注意を集注して、球を見ることを粗略にするならば、けっして球を受けとめることはできない。われわれは箸と茶椀とを持って滞りなく茶漬けをかき込むことができるが、しかもその手の持ち方にはほとんど気がついていない。とくに左手の微妙な茶椀のあやつり方などは、問われてもこれを適切に答え得る人は少ない。薪割りでも、普通の人は斧を動かす方向と薪の打とうとする点とを一致させようとして、調子を合わせようとするために、なかなかうまく思うように当たらない。容易に熟達することができない。しかし私がこれを教えるときには、薪の打とうとする一点に全注意を固定して、斧の如何を顧慮することなく、自然のままに打ち下ろすべしというのである。これによってその人は一両日の内にただちに薪割りに上達する。少女が貴人の前にお茶を出して、手がふるえ、立ち居がかたくなになり、はては後ろにある茶瓶を引っくりかえしたりするのは、心が先方にのみ向かわず、自分の挙動を心配して自分の手元や姿勢の方に、注意が求心性に向かうためである。神経質の種々の症状で、自分のなすこと、思うことが心のままにならないのは、皆注意が自分の方に向かい求心性になるからである。

心の調和と反抗

室外でブリキ屋が音を立てているときには、誰でもやかましくてうるさい。しかし自分がブリキをたたいているときには、少しもやかましくない。それはなぜであるか。自分で打つときには強く弱く、早く遅く、各々その程度に応じて、自ら心が緊張して、全身に力がはいり、打たないときには、心が弛緩して、楽になる。他人の打つときには、このように自由に、適切に、精神の調和をとることができないから、したがって注意が散乱され、心がかきみだされるのである。だからわれわれは、もしブリキ屋の一定の調子をおぼえて、その音と自分の心の緊張、弛緩との調子を合わせていくことができれば、けっして心の攪《か》き乱されることはない。音楽やリズミカルな音が割合にうるさくないのは、その調子が会得されやすいのであって、ブリキ屋やその他の雑音がうるさいのは、自分との調子が合いにくいからである。普通人が鼻唄を歌いながら、運算をやったり、読書することができるのは、自ら調子を合わせていくからである。私は隣室の騒ぎやラジオを聴きながら、読書することも、原稿を書くこともできる。私は電車の中でも、人を訪問して待つ間にも、つねに読書をする。田舎の人や女の冗漫な話を聴くときには、横目づかいで雑誌を読みながら、相当の応対もすることができる。神経質や強迫観念の人には、こんなことのできない人がはなはだ多い。私も神経質で、少年時代から頗《すこぶ》る種々の症状を経験してきたものであるが、こんなことは、上に述べたブリキ屋に対する心理を会得しさえすればできることである。しかし修養、練習を要することはもちろんである。

神経質患者が、独断で、自ら耳が過敏であるというのは、自分のたてる音や、気に入った騒ぎには、平気であって、他の音がやかましいということである。私はこれを仮性過敏と名づける。真性の過敏、たとえば熱病とか、結核性脳膜炎とかいうときには、自分の音でも、すべての音に過敏になるのである。これも神経質がつねに自己中心的であるということの一つの現われとして見ることができる。

船暈をしない工夫

船暈《せんうん》（ふなよい）については、医学的には、内耳の三半規管の震盪《しんとう》から起こるとか、いろいろの学説があるけれども、心理的には船の動揺と自分との間に反抗があって、調和を得ないから起きるのである。いくら船に酔う人でも、自分で船を漕ぐときには、けっして船暈を起こすことはない。それは船の動揺と自分とがしっくりと調和して一体になるからである。この場合に三半規管説の学者はどう説明するのであろう。では船に暈《よ》わないようにするのは、どうすればよいか。第

一、最も簡単には、寝ていて、船が沈むときには、自分の身体で船をおし沈ませるようにし、浮かぶときには自分の身体を持ち上げて、浮かばせるようにして、船と調子を合わせるのである。はじめのうちは故意に意識的にやっているけれども、いつとはなしに、不知不識《しらずしらず》のうちに、船と調和するようになる。自分で船を漕ぐのと同じ気持ちになってやるのである。船の内で立ち働くときには、これが複雑な関係になるというだけである。船に慣れて暈わないのは、いつとはなしに船と自分との調和を会得するからである。神経質の人がいつまでも船や汽車やに暈って、少しも慣れることができないのは、その恐怖にとらわれて、ますます船の動揺に反抗の態度をとって、大胆に捨て身の態度となって、船と調和することができないからである。

今、私は家族とともに、一室に、ラジオのベートーヴェンの曲を聴きながら、この原稿を書いている。私は音楽には全く無理解であるけれども、ちょうどこれが私の思想進行の伴奏のような心持ちで調和していくのである。仏教で極楽とかいうのは、玲瓏《れいろう》たる音楽の内に、何の屈託なく、自由に自分のしたいことをしているような所かも知れない。

高い橋の上に立って、眼下の急流を見るときに、自分がその流れの中に吸い込まれるように目まいを感じることは、誰にもありがちのことである。長くこれを見つめていれば嘔気を催すこともある。これも眼がその流れの運動に反抗するから起こることであって、もし眼の運動を水流の変化にしたがって調和させ、流れと同様に眼を動かしていけば、けっしていやな感じがするものではない。電車に乗って窓ぎわに立ち、前方に向かっている人で、窓外の変化がその人の眼に斜め横から映っていくような場合に、その人の眼を見れば、眼はたえず横の方にビクビクと震動していることであろう。これはその本人も自ら気のつかないことであるけれども、無意識にその眼が外界の変化、流動に調和、適応しているという現象である。電車に酔うような人は、恐怖のために、自分でことさらに外界を見ないようにと、自然の変化に対して努力反抗しているからである。

適応によって治る

以上私はブリキ屋の聴覚、船の運動感覚、水流の視覚に例をとったが、その他種々の感覚もしくは恐怖、その他の感情についても皆同様の関係である。船暈の場合は、船の運動感覚、機関の音響の聴覚、外界変化の視覚、ペンキの嗅覚等種々の感覚、その他恐怖による予期感情等の複合したものである。

これによってもわかるように、われわれの感覚、気分は外界に調和、適応することによって、臨機応変、その生活機能を完全に発揮することができるが、これに反抗、背離するときには、ますますその活動が不調和になり、種々の故障を生じ、ついには病的異常にまでも増進していくのである。

人間の機能は、生理的にも自然に外界に調和、適応するようにできている。前に挙げた電車の人の眼でも、意識の目的性ということでも、皆この適応性である。この適応性は慣れること、練習することによって次第に増進するものである。喧騒の中で読書することも、電車通りの店で談話することも、船に暈わぬことでも、皆慣れることによって、これに適応するようになる。しかし、これはわれわれの心が自然に対して従順である場合のことである。これに反して恐怖のために、自然に反抗し、とくに神経質の特徴である思想の矛盾によって、意識的にブリキ屋の音を聴かないようにつとめ、船の運動につりこまれないようにと反抗し、水の流れを見ないようにと努力するためにますます不快の気分をつのらせて、しまいには強迫観念となり苦痛、懊悩に堪えられなくなるのである。

すべからく往生せよ

このようにして、私は神経質ないし強迫観念治療の一手段として、患者の苦痛とする事柄に対し、積極的に注意を固定、集注させる方法をとることがある。それはわれわれの意識の目的性の自然にもかない、外境に調和する契機ともなるからである。たとえば耳鳴り患者には、明け暮れたえず自分の耳鳴りに精神を集注させることによって、数週間で多年の耳鳴りを治した例もある。また鼻尖恐怖の患者には、読書にも仕事にも、つねにその鼻に注意を集中させて心を退転させないようにし、前に挙げた一例は、これによって僅か一週間余で全治したのである。心悸亢進発作、死の不安等の患者には、自ら進んでその発作を起こすような境遇に置いて、その発作を起こさせ、その発作の状況を自ら見つめ、精細に観察させることによってこれを治し、けっして再発しないように全治させることができる。私が実験したこんな例ははなはだ多数にのぼっている。前に挙げた、胃痙攣、陣痛様発作の全治したのもこの手段によったものである。勇気ある患者は、十年の心悸亢進発作が一回の私の診察によって全治し、思いきってこれのできない人は、私の監視の下にこれをやり、怯懦《きょうだ》で聞き分けのない人は入院療法三十日以内で全治することができる。その他種々の強迫観念において多くの場合に、この心理を応用することができるのである。

禅に「勇猛の衆生は成仏一念にあり」ということがある。勇猛な人はそのままただちに大悟し解脱するということであろう。心悸亢進発作の患者が私の一言によって全治するのは、あるいはこの一念成仏の境涯ではあるまいか。勇猛心とは何か、寝転んでいて、無暗に気を張る工夫をしたり、力瘤を入れたり、平安無事にいて、南無阿弥陀仏を唱えて、独り勝手に安心立命のつもりになり、行住坐臥、丹田にウンウンと力を入れてみたりすることではなかろうと思う。木の梢に登れば、自ら精神は緊張する。木から落ちれば、自ら丹田に力がはいる。ブリキ屋の音にも、船に乗るにも、戦場に出るにも、高熱病のときにも、うるさい、気持ちが悪い、恐ろしい、苦しい。そのままにありながら、各々その置かれた現在自己の境涯に、従順に無反抗で、各々自己の自然機能を発揮していくということが、あるいは勇猛心というべきものではあるまいか。普通、人が閉口した、とても力が及ばない、自分を投げ出すより仕方がない、とかいう場合に、「往生した」、「成仏した」とかいうことがあるが、誰がいいはじめた言葉であろう。あわれな神経質または強迫観念の患者達よ、君等はすべからく往生しては如何。

似而非大悟徹底

今までは主として恐怖そのものについて、また恐怖に対する態度について、いかにすれば恐怖を取り去ることができるか等について述べてきたのであるが、たんにこれでは、一側面を見たのみで、われわれの人生の全般を知ることはできない。小児や白痴や精神病者には、たんなる本能的な恐怖が僅かにあるだけで、理智によって未来を予想し、自己の運命を切り開いていくことに対する恐怖などというものは少しもない。赤子の心を大悟の境涯に喩えることがあるけれども、それはたんに「前に謀らず後に慮らず」、あるがままの心ということが似ているだけである。修養によって獲たものとは雲泥の相違である。ある四十余歳の精神分裂病のおとなしい女患者があった。大正十二年の震災で、大きな音がしてその病室の壁が倒れた。看護婦が驚いてその室の戸を開けてみれば、患者は室の隅に端坐していて「大きな地震ですね」と挨拶して、自若としてすましていた。私はこれを戯れに似而非《えせ》、または仮性大悟徹底と名づけている。野狐禅《やこぜん》（なまかじりのうぬぼれ）に類している。しかしこの患者の場合には脈搏に著しい変化はないが、野狐禅では脈が乱打しているという相違があって、ただつくった見せかけの自若ぶりというだけのことである。

神経質の症状は欲望の過大から

これらの状態では、たんに消極的な安心というだけで、少しも積極的な働きというものがない。人生に対する奮闘、貢献というものがない。ゆえに強迫観念を治すにも、ただこれだけではいけない。箱に入れた人形のようではいけない。神経質は意志薄弱性の素質のものと異なって本来、欲望が大きいものである。強迫観念やその他神経質の種々の症状はこの欲望のために起こったものである。ただこの症状を起こしたものは、もっぱらその恐怖にとらわれるために、そのことばかりにかかずらい、人生に対する欲望を捨ててしまったように見えるだけのものである。たとえば頭が重い、精神がボンヤリすると訴えるのは、自分がこのために思うように、あるいは人並以上に勉強し、または活動することができないという不満からであって、患者はまず仕事の能率上、はなはだ損害になるこの不快の容態を完全に治しておいて、その後に大いに奮闘しようとする欲望に駆られている。強迫観念でも皆これと同様であって、まずすべて心の内に起こる邪魔な考え、不快の気分を一掃して、充分に人生の幸福を享受しようと欲望するからである。読書恐怖で、ちっとも読書ができないと訴えながら、学校の成績の優秀なるものが多いという事実を観《み》ても明らかなことである。もしこれが意志薄弱性のものであるならば、その性格の基調において欲望の欠乏があるから、事実において頭痛や心悸亢進の起こりやすい過敏の体質であり、あるいは決断力の悪い迂遠《うおん》冗漫の思想薄弱なものでも、ただそのあるがままであって、少しもこれを特別の障害または苦痛として訴えない。それは人生の欲望がないから、頭痛なら頭痛のまま、不決断ならば不決断のままに、そのままズボラに月日を送っているというだけのことである。

恐怖と欲望との調和

われわれの人生の活動の大小、世に貢献するものと酔生夢死との分かれめは、実に欲望と恐怖との相対的関係の如何によって定まるものである。

今われわれの恐怖と欲望との調和とは、およそどんなことであろうかということを戦争についてたとえてみよう。今われわれはひとたび国家存亡のときに際会するときには、社会的な義務、国家的観念に励まされて、嫌々ながらも出征する。ここに自己の良心に満足を与えようとする欲望と死の恐怖との間に調和が行なわれている。もしこれが徴兵を忌避する場合ならば、それは恐怖にのみとらわれたものであり、もし喜んで志願し勇んで行くものならば、それは名誉心に駆られる冒険的なもので、人生の欲望の方面にのみとらわれた場合である。

つぎに今、敵と相対陣してその矢表に立っているとする。小銃弾はシュッシュッと頭をかすめ、砲弾は自分の前方、後方で破裂して土石を散らす。恐ろしい、身の毛もよだつ、心臓は高鳴りする。木なり岩なり、地の凹んだところなりを選んでできるだけ身を隠す。しかも今は他に仕方がない。一所懸命に敵に向かって射撃して、敵の鋭気を圧迫するよりほかに途《みち》がない。ねらいを定める。撃つ。手ごたえがある。続けざまに発射する。自分の銃の音が澄み、精神は敵の方に集中して一心不乱になる。今や敵弾の飛来も、自分の心臓の高鳴りも少しも感じない。ますます進んで敵に接近する。一かばちか思いきってやっつけろという気が立つ。鬨《とき》の声を挙げる。突貫する。敵もなかなか頑強に抵抗する。こちらも今は進退谷《きわ》まる。命からがら暴れ廻るよりほかに仕方がない。このときには自分の疲労、苦痛はもとより生死も何も念頭にはない。ここにいわゆる心頭滅却がある。生の欲望と死の恐怖とが凝《こ》って一団となり、ただ火花の散るが如き奮闘の現象が実現しているのみである。思慮も判断も思想の矛盾もない。ただ一念の生の努力があるのみである。ここにいわゆる「最後の五分間」で、はじめて敵は退却し、死中に生を獲ることになる。

真勇と虚偽の勇気

以上述べたようなありさまが、われわれの心理の常態における欲望と恐怖との調和である。この調和の中にいわゆる大勇または真勇というものが現われる。これが思想の矛盾にとらわれるときは、恐れるために、自分の死地を切り開くことを忘れて、逃げ場所と隠れるところばかり考え、敵弾の音と自分の胴震いとのみが身にこたえて、前後不覚となり、自ら立ち惑う間に、かえって敵弾に身をおとすのである。また一方には、いたずらに自ら恐れないようにとし、卑怯と人に笑われないようにとあせるときには、そのすることがすべてかるはずみとなり、虚偽の勇気となり、暴虎馮河《ぼうこひょうが》（むこうみず）の勇となり、無謀に命を捨てるようになり、ただ百人に一人が偶然に成功して、勲章を授けられるようなことがある。

真勇は一見、素人には勇気とは見えない。真勇は自然であり、思想の矛盾に煩わされず、毀誉《きよ》褒貶《ほうへん》（ほめることとけなすこと）にかかわらず、自分自身の努力そのままになりきったものである。

窮して通ず

ここでは、きわどい生死の境に立つ戦争の例を挙げたが、重い病気の悩みのときでもこれと同様の心理である。ここに死の恐怖と生きんとする奮闘努力との調和が行なわれる。昔から禅の大悟とかいうことが、重い病とか煩悶とかの苦悩の極に、いわゆる「窮して通ず」というふうに忽然《こつぜん》できたというのは例の多いことである。白隠禅師もその師の白幽先生もともに激しい神経衰弱症に悩み抜いたのちにはじめて悟道に達した。釈迦も六年の苦行で、疲労困憊してヘトヘトになり、山を下って尼蓮禅河《にれんぜんが》（ガンジス川の支流パルグ川）の岸辺にきたときには、真の神経衰弱の状態であった。そこで少女に牛乳を貰って飲み、これから七日目に、菩提樹の下で大悟したのである。神経衰弱や強迫観念症は、このためにかえって悟りを開き、正しい人生観を得るにちょうど都合よく出来たものである。私のところの神経質の入院療法では、多くの患者がある悟りの心境に達し、宗教的にいえば、正しい信仰を得て大いに歓喜し、自らかつて神経質の症状に悩まされたことを感謝し、今まで神経質と人からいわれることを非常に気にしていたものが、今はかえってこれを自慢にするようなことさえもある。神経質の症状は、その現在における本人の身にとっては、全く戦争や生死の境の重病における心理と同様であるが、その病症の本来が実は全く仮想の敵であり、薄暮に見て驚き恐れた藁人形であったからである。

戦争にも背水の陣といって、河を後ろにして橋を断ち舟を捨てて、全く逃げ道のないようにして敵に向かうことは必勝の陣法である。これと同じく神経質の療法も、その境遇を背水の陣にした方が最も早く成功する。たとえば学生ならばいたずらに学校を退学したり、職業人ならばその業を廃したりしてはいけない。「忙しくて病気する隙がない」というのもこの心理からである。

恐怖と欲望との調和は、たんに戦争のような生死の問題に関係したことばかりではない。われわれの日常生活の万事が、全くこれと同様の心理的関係で説明することのできるものである。学校の試験でも、各自の職業や志望でも、読書や研究でも、風呂焚きでも、畑いじりでも、皆欲望と苦痛との調和によって、心に絶えざる緊張があるはずのものである。「大事も恐れず小事も忽《おろそか》にせず」とかいうように、戦争でも畑いじりでも、精神につねにベストの緊張と活動とがあるという心境を会得することは、修養によってできることである。

私の治療法

要するに神経質もしくは強迫観念の治療法は、一方にはその恐怖または苦痛に対する態度と、一方にはその自己が本来に具有する欲望の自然の発動をうながして、苦痛と欲望との調和の心境を会得させ、自己の現在の境遇、降りかかる運命に対して、絶対服従の心境を会得させるところにある。こうして従来の苦悩は、あたかも夢が醒めたように消え去って、今やこれを追い求めても得られないようになり、もしかつて宗教の信仰を求め憧れたような人ならば、ここにはじめて真の信仰が獲得されるようになるのである。

私のこの治療法は、理解のよい人なら、私の論文や著書のみによっても治すことができる。それは頭痛、眩暈、耳鳴り、不眠、胃のアトニー、心悸亢進発作、その他種々の強迫観念等が、これによって全治したといって感謝状を送られることがときどきあることによって、知れるのである。

つぎに私の治療手段としては、患者の毎日の生活状態をくわしく日記に記させて、私がこれを一週に一度位検査し、その実際生活における精神的態度を指導することによって次第にある体験を得させていくのである。

最も適当なのは、入院して一定の規定により、精神修養療法を受けることである。その方法は拙著『神経質及神経衰弱症の療法』の中に「神経質に対する私の特殊療法」として記述してある。これはあるいは自覚療法とか体験療法とか名づけてもよいようなものである。

なお同書には四十三例の多数の病例があり、神経質に対する私の病理説によって、いかに種々雑多の奇異な、複雑また重篤な症状、状態が起こり得るか、また十人十色種々の珍しい強迫観念が起こるかということがわかる。また神経質の誤った治療法の例によっては、これによって正しい治療法を暗示することができる。その他症状としては頭痛や不眠や夢や心悸亢進等の発展、固着するありさまのくわしい心理を知ることができる。

物質医学から醒めよ

ある学者は、私の治療法の効果をもって、私の人格の影響が大きいように解するけれども、それはこの療法に対する経験のない人の想像説である。もしこれが理論によって説明のできない特殊な技術であるならば、もとより人格が伴わなければできないけれども、真理は共通のものであるから、その智識を応用するについては、国境もなければ人々によって相違のあるはずはない。ただ、人格ということは、各々その人の素質、性格であって、学者、医者、商人、職人、誰でも利己にのみ走る不正の人であってはいけないことは言うまでもない。

このように、私の神経質に対する病理を会得し、診断の熟練ができ、私の治療法を当てはめて治療しさえすれば、誰にでも同様に行なえることである。けっして私の秘密の法でもなければ、私の人格でもない。それは私が今まで記述してきたところによっても、だいたい推量され得ることと思う。私は今日の医学者と称するものが、一般に私の説に耳を傾けず、いたずらに動物実験の弊にとらわれ、物質的方面のみを知って、精神的方面の研究のいかに必要であり、且つ病の非常に広い範囲にわたって応用されるものであるか、ということを注意しないことをはなはだ嘆かわしく思っている。その結果はただ、今日、物質医学の弊に弄ばれているところのあわれな患者が可愛想というばかりである。無数の患者の幸福のためには、私一人の力で及ぶところでないから、是非この知識が、一般医者に普及してもらわなければならない。

二十年の心臓病が一朝にして治る

最近には四十歳の某料理店の主婦で、十九歳のとき、姉が心臓麻痺で急死したことから、つねに心悸亢進発作に悩まされるようになった患者があった。それ以来二十一年間、患者は全く外出することができず、家にあっても、その家の主人か番頭かがつねに家にいなければ発作を起こすというふうであった。従来患者が多くの知名の医師にかかってきたのは想像しやすいことである。しかもこれに対して薬物はもとより電気療法とか水治療法とか気合術とかをやり尽くして何故に治らないのか、何故に立派な学者達が、今まで二十一年間、その患者の病理に気づかなかったのであろうか、それはいたずらに心臓機能という物質的方面にのみとらわれているからである。その病理はあまり簡単であっけないことである。経験のない人には虚言のように思われるかも知れない。それはたんなる恐怖である。恐れ、心配、驚きということから胸騒ぎを起こすものである。私はこれを一朝にして治すことができる。私ははじめその患者を往診したのであるが、早速、次の日曜には、私の家へ患者が一人で来るように約束したのである。患者は実に二十一年目の外出である。患者は外出すれば必ずその家の玄関まで来て発作が起こるということである。すなわち私は、その発作の状態を一度私に見せてもらいたいというのである。次の日曜に患者は二里ばかりの途を一人で自動車でやって来た。その日の朝、家を出る少し前から軽い発作が起こったが、私の家に来て午前から夕方まで留めおいて、その発作を起こさせるように追い立てたけれども、思う通りに少しも発作が起こって来ない。私は予《あらかじ》め、その患者が私の家に来ればけっして発作が起こらないことを知っている。患者はまた次の日曜には、朝から今度は一人、電車で私の家に来るように約束した。こんなきわめて平凡、無邪気な方法で、私はこれを治すことができる。その心理はいまさらくどくど説明しなくとも、私がこれまで、記述したところによって理解できることである。これは頓智でもなければ奇法でもない。何故に学者はこれに気がつかないのか、その学問があまり人生の常識と実際とを飛び離れた机上論になっているからである。つまり理屈にとらわれているからである。

13　生の欲望と死の恐怖

主観的な観方と客観的な観方

欲望も恐怖もともに主観的な語である。自分自身だけが感じ得るある気分を総括的に言い現わしたものである。この気分から発動して営々の努力となり、生命を脅かすものに対する拒否となる。生きとし生けるものの絶えざる活動や、死に臨んで、もがき輾転反側するありさまは生物における客観的な現象としてわれわれの観察するところのものである。この客観的な現象に対して、これを生の欲望と名づけ、死の恐怖と称するものは、たんにわれわれの考察をもって類似《アナロギー》により、自分と比べて推測したにすぎない。すなわちこの客観と主観とはつねに必ずしも相一致するものではない。否、むしろしばしば反比例することの多いものである。たとえばここに人が寝食を忘れて研究に没頭しているときに、その人の主観には、欲望も努力も全く自覚しないことがある。それは事柄そのものに没入して、自分自身それになりきっているときのことである。しかも客観的には最も大きな欲望の発現である。また人が心臓麻痺のときなどに、死の苦悶《アゴニー》といって、見るも痛わしく、もがきにもがくことがある。しかもそのときには、多くはすでに意識を失って、苦痛の自覚はなくなっている。自己以外の何ものも評価に値するものなく、ただ自己の苦悩そのものになりきっているからである。しかも客観的には最も大きな死の恐怖の表現である。またたとえば人が炬燵の中にもぐって、自動車、金モール、美人などを空想しているときに、主観的にはまことに生の欲望に悩まされていようけれども、客観的には少しも欲望の発現というものがない。また人は死の恐怖のために、あるいは愚にもつかぬ御幣かつぎをしたり迷信にさまよったりして、恐怖の苦痛から一時逃れをするものがあり、はなはだしきは死の恐怖の苦痛に堪えかねて自殺するものさえある。これらのものも客観的には、実際に死を恐れないといってもよいものである。精神病者とくに精神分裂病という病には、この客観と主観とのはなはだしく矛盾、齟齬している場合が多い。普通の人が、自分の心持ちで患者の態度や言行を推し測って、あるいはひどく考え込んでいるとか、あるいは憤慨して取り乱しているとか、主観的に言い表わすことがあるけれども、実は患者はうっとりとして何の気もなく、室の隅に硬くなっていたり、あるいはでたらめにしゃべり、無意義に騒いで、別に何の気分も伴わないということが多い。以上述べたようなわけであるから、われわれはたんに生の欲望といっても、これを客観的に実際の事実について見るのと、主観的にたんにその人の気分によって解するのとでは、全く別の立場から観察しなければならぬ事柄である。神経質の患者には「自分は人から見れば何でもないようであってしかも心の内には堪え難い苦しみをもっている、こんな損なことはない」などと訴えることがあるが、実際に人が苦労をするときには第一に身体が痩せて疲憊《ひはい》する。神経質に全くこのことがないのはたんなる主観的のものだからである。

欲望と恐怖とは相対的

さて生の欲望と死の恐怖とは、上下大小や有無、生滅や迷悟、善悪などと同じく相対的なものであって、上がなければ下もないように、生の欲望がなければ死の恐怖もない。絶対的な有無もなければ、絶対的な死の恐怖というものもない。これを相対性原理によって説明すると最も理解しやすい。相対性原理では、まず第一に物の現象を観測するのに、これを観測する人そのものおよびその立場を確定してかからねばならない。これを決めなければ、その観測の結果はどのようにでも変化してけっして一定の結果が得られるものではない。物の大きさでも速度でも、重量でも色合いでも、皆これを観測する人の状況によってつねに変化して現われる。ここでニュートンの法則は絶対的な原理でないから、往々にして都合の悪い勘定のできないことに遭遇するようになってくる。アインシュタインはこのことを天体の観測によって正確に証明することができた。これが有名なアインシュタインの相対性原理である。さてわれわれが物の大きさなり速度なりを測るときに、たとえばわれわれが静止の位置に立って、十の速度の汽車を観測するとすれば、それはちょうど十の速度に現われるのであるが、もし五の速度の汽車に乗ってこれを測るときには、それが二の速度となり、同じ速度の汽車に乗ってすれば、その速度は零となり全く運動を感じない。また二十の速度の汽車に乗って見れば、前の汽車はかえって後退して見えるのである。われわれが汽車の寝台車に乗って目をつぶっているときは、その汽車の走る方向も速度もけっしてこれを感ずることはできない。われわれは地球の上に乗って、地球と同速度で走っているために地球の大速度も少しも感じない。いま光の速度は、電磁力も同じく一秒間に三十万キロメートルであるが、これはほとんど無限大の速さといってもよいもので、世にこれに比較すべき速さのものはない。しかるにもし今仮りにわれわれが、光の半分の速度のものに乗って光を測るとすれば、その速度は半分となり、もし光の速度に乗りきってしまえば、すべての物の大きさも速度も零になり消滅してしまうのである。この相対性原理によって考えるときに、死の恐怖という自覚の度合いも、生の欲望という種々の境涯の立場によって観測するとき、それは種々の形に現われるものである。生の欲望に対して死の恐怖というものは物の現象に対する光の速度におけるように、ほとんど無限大のものであるから、普通の生の立場から見るときに、死は百歳になっても二百歳になっても、つねに厭わしきものであり悲嘆であるということに変わりはない。しかるにもしわれわれが死の恐怖の内に乗りきってしまえば、そこに苦痛もなければ恐怖もない。「心頭滅却すれば火も亦涼し」というのはこの境涯である。これから少しく生の欲望と死の恐怖との種々の関係を観測してみようと思う。

欲望と苦痛との葛藤

生の欲望が大きいほど、ますます死の恐怖も大きく、生の欲望がますます少なくなるに従って死の恐怖もいよいよ少なくなってくる。死の恐怖のはなはだしいのは生の欲望の盛んなことを示すもので、死の恐怖がないということは、生の欲望の失われたことを証明するものである。この生の欲望の種々の程度において、そこに種々の生死の問題が起きるのである。もし生死の無限度の境涯になりきったときには、いわゆる数学のプラス、マイナス、インフィニティ（±∞）であって、そこに生死の問題はない。たとえば忿怒《ふんぬ》なり愛情なりが、激しいその極に達したときには、全く死というものを忘れ、驚愕、畏怖もその極度のときには、腰を抜かし、動くこともできないで、全く生を求める心を失ってしまう。忿怒、愛情は自己の生命発揮の爆発であり、驚愕、畏怖は生命破滅のいきづまりであるからである。

こういうときに、いつも忘れてならないことは主観的と客観的との観測の相違である。この場合には、主観的に自分の欲望とか自覚の程度を測るのであって、その忿怒なり驚愕なりになりきったときには、もはや生死に対する自覚はない。すなわち光の速度に乗ってしまえば、すべての大きさは消滅し、汽車に乗っていればその速度がわからないのと同様である。

われわれの日常生活について、美味いものが食いたい、金が欲しい、権勢が得たい。この欲望を充たすためには、必ずそこに、それ相当の努力と苦痛とが相対している。そしてわれわれは自分の過去の経験を思い出して、将来の成り行きを推測し、これに社会人事の事実を参考にして、人生における欲望と苦痛との関係を商量（思いはかること）思考し、さらにこれを引きのばして生死の問題に及ぼし、はじめてここにわれわれの人生観が起こり、哲学が生まれるのである。で、その欲望というものを目標として考えるときに、楽天説となり、苦痛を目標とするときに厭世観となる。これはちょっと考えると、人生に対する客観的な観察のように思われるけれども、実はその主なる事情は主観的であり、または主観、客観の混合であり、あるいは欲望と苦痛との関係の計算の誤謬かも知れない。その楽天というのも厭世というのも、ともに主観的な気分を現わした言葉である。ジェームズ（ウィリアム・ジェームズ一八四二―一九一〇アメリカの哲学・心理学者）が「積極的、消極的種々の哲学の現われるのは、皆各々その哲学者の気質から創り出されたものである」といったのもこのことである。この楽天と厭世との間には、長生きはしたいけれども摂生は骨が折れるし、えらい人にはなりたいけれども勉強は苦しいというふうに、生と死、欲望と苦痛との間に、種々雑多の思想や人生観が出来る。そして客観的に論理的に批判するときに、それが思想となるけれども、人生の現実にぶつかって欲望と苦痛との間に考慮の葛藤を起こし、身につまされ戸惑いをするときに、これが主観的に仏教のいわゆる妄想とか煩悩、煩悶となるのである。この客観的と主観的との観察の結果は、つねにはなはだしく齟齬、矛盾することが多いもので、私はこれを思想の矛盾と名づけている。それは当然相違があるはずである。すなわちまず自分の観察の立場を確定しないからである。相対性原理では、まずその観測者の立場を確定しなければ、すべての現象の観測は、不可解になってしまうのである。私はつねに「多くの哲学は思想の遊戯である」というふうに悪口をいっているが、主観と客観とをごったにしたような机上論的な理論は、われわれが日常の現実生活に対して何の用にも立たない。しかも思想の矛盾により、実際とはずれるために、はなはだ有害である。禅ではこれを悪智というのである。近重博士はその著『禅学真髄』の内に、三段論法に対して一段論法ということを称え、悟道は一段論法であるといわれるのである。思うにこの一段論法とは、欲望なり恐怖なり、自己がその境涯そのものになりきって、自己批判を容れないときのことであろう。

考えないようにすることはできない

今この思想の矛盾ということについて、きわめて不思議な一例を挙げてみよう。それは私のいう神経質（俗に神経衰弱症）について、しばしば患者は「つまらないことを考えないようにしたい、いやな考えを起こさないようにしたい」と工夫し、努力し、苦痛懊悩することである。だがわれわれが、物に触れ、事に接して、ある感じが起こり、考えが湧き出るということは、生きている間、けっして否定することのできない事実現象である。われわれは断食することも裸体でいることもできるが、考えないことだけは、どうにも仕方がない。それは冬を暖かいと思い、小便を出さないようにしようと努力するのと同様である。このきわめて明らかな不可能事も少しも不可能事と思わないというのははなはだ滑稽であり、また不思議な思想ではあるまいか。これは動かすべからざる事実を机上論理で支配しようとする思想の矛盾である。また、自分が楽になりたいという欲望と苦痛から逃れたいという心との間に起こる葛藤の内の戸惑いであり迷妄である。これに対してさらに不可思議なのは、この神経質患者に対する医者、親兄弟、友人、すべての人が、これに対して「いろいろなことを考えないようにしなければいけない。気を大きくもった方がよい」とか申し合わせたように言って聞かせることである。患者はこれがためにますます苦しむのである。人は何ゆえにこのしようとしてもできないことを他人に要求するのであろうか。それはいわゆる「その人の身になって考えない」で、客観的に論理的にその人を当てはめようとするからである。思想の矛盾でなくて何であろう。大人が小児を取り扱うときに、その小児の心にならないで、自分の心をもってこれに当てはめようとするのもこれと同様である。不思議ということは、けっして遠いところに求めるに及ばない。つねにすぐ手近なところに転がっているのである。多くの人は不思議なことをかえって不思議と思っていない。

欲望の種々の現われ

さて今度は生の欲望という現象を客観的に少し観察してみよう。生物における自己保存欲、生殖欲、種族保存欲と名づけるものは、皆この生の欲望である。これを客観的に言い表わすときには、衝動とか行動とか活動とかいう語になってくる。今、人の年齢によって観察してみれば、幼児はまだ生命の活動が充分に現われないで、芋虫のうごめきのような生活である。不快の気分が起これば、もがき泣いて、他の保護を求め、不快が去ればまたすやすやと眠る。外科手術をしても、切るときだけ激しく泣いて、切ることをやめればただちに泣きやむ。この幼児の心を禅の悟りにたとえることがあるけれども、それはたんにものに執着がないという点においてのみであって、実際においては、その内容と活用とが違うのである。すなわち幼児はまだ生の欲望が現われてこないというべきである。次に児童期になれば、その生の衝動はますます盛んになってきて、これを成人に比べれば、ちょうど躁病状態においてのように絶えまなく活動し、またヒステリーのように、気分が変わりやすく、たちまちにして泣き、たちまちにして笑いまた忿《いか》るというふうである。その生の欲望は強いけれども単純であり、粗雑である。したがって、死の恐怖も単一であり、当座限りのものである。十七歳、二十歳となれば、生殖欲も勃興してきて、生の欲望の最も盛んなる時代である。したがって死の恐怖も最も強く、この欲望と恐怖との間に、思想の葛藤を起こして苦悶懊悩するようになる。神経質やヒステリーが起こるのはこの時期に最も多い。そして神経質の症状はこの欲望と恐怖との間の思想の矛盾から起こり、ヒステリーは急激な感動から起こるのである。三十歳、四十歳となれば、子が出来、種族保存欲というものも加わり、欲望は拡張し、自我を延長し、いわゆる小我が大我に拡がり、子の愛のためには、自己の欲望と恐怖とを没却し、子の生存保障のためには、隣人社会を愛するという行動にも及んでくるわけである。したがって、この年になれば児童のように衝動的でなく、また青年のようにたんに自己中心的でなく、思想穏健になってくるのである。五十歳、六十歳となれば、今度は身体機関は次第に退行変性に向かい、活力が減退し生の欲望も乏しくなる。これに相当して死の恐怖も激烈でなくなってくる。これは生活体における自然の現象であって、これをもってただちに経験と修養との結果とのみ考えてはならない。八十歳、百歳となれば、身体精神の機能は萎靡《いび》退縮して、衝動を失い、気力がなくなり、思想判断もなくなり、生の欲望も死の恐怖も消滅して、あたかもタドンの火の消えるように、その生命を終えることになる。これを自然死というのである。しかし人間は、多くは病にかかって挫折するのであるから、こんな場合は文化生活の間では容易に見ることができない。こんな大往生もあの幼児の心境が必ずしも悟りでないように、けっしていわゆる大悟徹底ではない。たんなる自然の成り行きである。われわれは自然の結果になったものと、人為的な努力によって獲たものとは、つねにこれを区別しなければならない。武道の奥義の捨て身の態度は、けっしてビックリして腰を抜かした無抵抗のありさまとは相似たものではない。

　また人はその先天的素質や病によって、生の欲望の発露が種々の形になってくる。アレキサンダーや、ナポレオン、学者、芸術家、事業家などは、その生の欲望に乗りきって、真一文字に突進するものである。これを外向的精神的傾向といって、心は外部に対する欲望にのみ向かい、死の恐怖の方向には顧みる暇がない。こんな人には、平常自己内省が乏しくて、生死の問題など考えることがないから、しばしば死に直面して、急に周章狼狽することがあり、あるいは死というものをきわめて簡単に解決してしまうことがある。その内にはまた諸種の精神的傾向を分類することができる。また一方の神経質という素質のものは、精神内向的であって、欲望に対してつねに自己を顧み、欲望と苦痛とをたえず商量し、欲望を達し得ないのをかこち、苦痛を去り得ないのを悲しみ、その間に思想の葛藤を起こし、ついには苦痛の回避、死の恐怖の念に執着するようになり、神経質の種々の症状や強迫観念を起こすようになってくるのである。

　こんな関係であるから、精神修養という方からいえば、精神外向的のものには、いたずらに欲望に発展することを抑制し、自己内省の修養をしなければ、あるいは冒険によって身を破り、あるいはしばしば反社会的または非社会的なものとなることがある。また内向的なものは、その生命の自然発動によって本来もっている生の欲望を発揮させ、これに乗りきるようにして、苦痛の回避を思う暇をなくさせ、また一方にはすでに苦痛の回避、死の恐怖にとらわれているものには、純一にその苦痛、恐怖を苦痛恐怖させて、思想の葛藤の起こる余地のないようにして、主観的に、相対を離れた絶対の苦痛になりきって、はじめてその苦痛の自覚を没却し、ここにその本来もっている欲望が発展してくるのである。なおわれわれの完全なる生活は、調節であり、調和である。けっして一方にのみ偏したものではない。そしてのちに相対性原理でいう第四次元ということについて、簡単に説明したいと思うが、欲望でも苦痛でもこれを固定的、実質的な事実と仮想してはならない。つねに必ずこれに時間という第四次元と融合させて考えなければならない。

恐怖の欠乏

また意志薄弱性素質というものがある。浮浪癖、濫費者、常習性犯罪者、飲酒癖などというものはその著明なものである。これは生の欲望が乏しく、したがって死の恐怖も少ないものである。その欲望もきわめて卑近で、そのときどきの気まぐれである。子供の精神状態に比較すればわかりやすい。気まぐれであるから、ときどき冒険や突飛なことをやることもある。かつて日清戦争のとき、玄武門の勇士とうたわれたものが、その後窃盗犯で捕らわれたということが新聞に出ていた。暴虎馮河の勇は、この意志薄弱者に往々見られるところである。意志強健のものや神経質者には、自暴自棄の捨ばちということはない。凶悪の犯罪者に、平然として死につくということが往々あるけれども、それには精神の葛藤というものはない。意志薄弱者のうちにも、一見智力がすぐれ、または奸智にたけたものもあるけれども、それはたんに表面または局部的であって、深く人生ということに根ざしていない。つまりその生活の全体から見て、生存上における抵抗力の虚弱なものであって、この点からこれを低能者ということができる。

その他精神病者のうちに最も多いもので、青年期に発病することの多い精神分裂病というものがある。種々の精神異常を呈し、次第に生の欲望を失い、長い年数ののちには、しまいにはいわゆる呆けてしまうものである。生の欲望がないから、病にかかっても何の心配もなければ危険に臨んで平然たるものである。大地震で壁が落ちかかってきても、「だいぶ地震がひどいようです」とかいって、すまして室内に坐っていたり、あるいは同じ病症の興奮患者で、地震の最中に、「この位のことで驚くようで、船乗りになれるかい」とかいって威張っていたものもある。私はこんなものを戯れに仮性大悟徹底と名づけている。つまり生の欲望という人間本来の面目を失うために起こる現象である。

その他、人の先天的素質において、ヒステリー性とか偏執性とか抑鬱性とか、欲望と苦痛との間の関係における種々の状態が現われるけれども、その関係を細かく説明するのが目的ではない。

寝るほどつらいものはない

なおわれわれの現実における生の欲望とは、どんなものであろうか。日常の実際について、主としてこれを主観的に観察してみようと思う。われわれは自動車が欲しい、美人を獲たい、これは欲望ではあるが、むしろ想像的なものであって、純なものではない。社会的な種々の境遇に触れて、はじめて起こるものである。この欲望もけっしてこれを否定することのできない人情の事実である。ただこれを否定するように見えるものは思想である。すなわち懐疑思想、厭世観等がそれである。この欲望があってこそ文化が発展する。その欲望にのみ駆られたときには、悖徳《はいとく》行為となり反社会的となる。ただ欲望と努力との調節によってのみ、社会なり個人なりの調和が得られるのである。

しかし今われわれの心に自然に発動する純な欲望というものは、文化生活における種々の誘惑の間に立ち、したがってあるいは矛盾、錯誤の多い思想によっては、なかなか容易にこれを認めることができない。すなわち社会から隔離された孤独の境遇に身を置いてみたとき、はじめて自分自身から自然に発動してくる欲望というものがわかる。それは生の力である。それはあたかも宝石が光に遭ってその麗光を放ち、春にあって草木がその生の力を発揮するようなものである。まず試みにいつまでも寝ていてみるとする。「世の中に寝るほど楽なものはない」という俚言があるが、これは労働者の労苦の中の叫びであって、さもないときには「寝るほどつらいものはない」のである。数日ののちには、活動の欲望が高まってきて、無聊《ぶりょう》（たいくつ）の苦しみに堪えられなくなる。食欲が亢《たか》まって飢餓の苦痛を起こすのと同様である。これを運動欲または活動欲と名づけて、一つの生の衝動であるのである。腹もへらないのに、三度の食事に追われ、美味、佳肴《かこう》を生命に対する義務のように追求しているときには、けっして食事の真味のわかるものではない。食事に対する真の欲望は、飢餓の境涯に身を置いて、はじめて知ることができるのである。

今度は寝床を出て終日、日光と空気との中で庭に立ってみる。いつとはなしに何かに手を出すようになる。あるいは庭の隅々から掃除をし、あるいは植木を世話し、これを観察研究し、あるいは蟻の穴をどこまでも追求するとかいうふうになる。これが心身の自然発動であって、われ独りの境涯になりすまし、心がそのすることに純一になったときに、そこに予期の感や価値批判や義務責任感等は少しもない。そのすることは、あたかも空腹のとき、茶づけの飯がスルスルと咽喉にすべり込むように、心に少しの屈託もない。今こんなことをくわしく説明する余地はないが、これはわれわれ心身の自然現象であって、この食欲も活動欲も、実際に自分がその境涯になってみなければ、けっして理論や想像でわかるものではない。

さてまた、目に触れるままに、下駄の鼻緒の切れたのを直す。塵取りの破損したのを修繕する。今まで習ったことなく、したこともないのに、やってみればチャーンとできる。これがわれわれの生活上、どんな境遇にも適応することができるということ、人のすることに何でもできないことはないということの自信の起こる出発点である。またふと縁側のカナリヤに眼がつく。その籠を掃除し、水をかえ、菜葉をやる。これが自然の愛の発露である。あるいは女中に代って風呂を焚いてやる。これらは皆、生の欲望から発展してくる自然の活動である。けっして生活の手段のため、愛のため、さては社会奉仕の目的でするのではない。子供がたえず活動し、小犬が親とフザケているのも、皆自然の衝動であり、欲望であって、けっして訓練のためとか、発達の目的とか、そんなケチな価値批判や義務観念などはない。

　われわれの知識はしばしば悪く働くために、倹約とか礼儀とか研究とか、皆自分の行動を思想の鋳型にはめようとして、あたかも鏡に向かって自分の髪をつまもうとするとき、ハサミがアベコベになって思うようにならぬというふうな思想の矛盾に陥ることが多い。この思想の矛盾のために、孔子のいわゆる明徳がくらまされて、しばしば自欺に陥り、生の欲望の真の発露というものがわからなくなってしまうのである。

真人はその独りを楽しむ

　子供がようやく歩く頃、数寸の高さの閾《しきい》から飛びおりて、いみじく悦び興ずることがある。自己の実力発展の誇りであり悦びである。われわれは自分独りの境涯にあって、人にかかずらうことのないときに、下駄の鼻緒すげでも、風呂焚きでも、絶えざる心身の工夫、努力、成功の誇りと悦びがあるということを自覚しないであろうか。これは子供が閾を飛びおりた感興と同様である。「君子はその独りを慎む」という諺があるが、「真人はその独りを楽しむ」とでもいって、この意味を模することはできないであろうか。

今、風呂焚きをする。石炭の一切れも無駄にせず、最も有効能率的に湯を沸かし、湯水を使うにも、最もこれを倹約することを工夫する。これが純なる生の欲望である。仮りに私についてたとえれば、風呂焚きの時間に、原稿でも書けば、石炭の倹約はものの数にもならない。また、原稿料よりは診察料の方が比較にならないほど利益が多い。こういうふうに、価値判断にとらわれたときには、さらに進んでは、大仕掛けに患者を多数吸収した方がよい、とかいうことにもなり、結局は泥棒が最後の得策であるということになる。この風呂焚きと泥棒との間に、人各々その持ち前の種々の程度の生の迷いがあるのである。しかるに生の純な欲望から出発したときには、このような思想の矛盾から起こる迷いはない。風呂を焚くときに風呂を焚くのは、患者の来たときに診察し、研究問題の起こったとき研究室で作業するのと全く同じ心持ちである。その場合場合に起こる主観的な心境であるからである。純な生の欲望から発展する風呂焚きの作業は、学者の研究、芸術家の感興、発明家の努力におけると同様の心境でなければならない。小さい卑近な価値判断の余地を残さないのである。

思想の矛盾を離れた自然の生の欲望の発露するときに、いかなるときにも、場所にも、境遇にも、絶えざる心身の活動と緊張とがある。いかなることにも、その人自身のベストの適応性を発揮することができる。狭い庭に立っても、必ずそこに何かの仕事があり、研究問題がある。不眠のときには冥想を楽しみ、絶対臥褥のときには天井板の木目の研究をする。学生となり、玄関番の書生となり、さては病人になっても、各々それに適応する生の欲望が発揮されてくる。ダーウィンは少年時はなはだ病弱であった。エジソンは少年時代郵便局の給仕であったとのことである。

この生の欲望に乗りきったときに、そこに努力に対する苦痛も感じなければ、死の恐怖というものもない。

生命は絶えざる活動である

終りに一言加えておきたい。第四次元のことである。すべての物は点、線、面、もしくは長さ広さ厚さの三次元から成り立っている。その一次元を取り離しては、ただわれわれが思考し得るのみで、実際に物の存在ということはない。しかるにミンコフスキーやアインシュタインによって、世界は四次元でなければ成立しないということになった。三次元は空間であるが、第四次元とは時間のことである。ベルグソンは流動哲学を唱えたが、宇宙の現象は変化である。変化とは時間のことである。時間のない変化というものは思惟することもできない。われわれは思惟によって点や線を考えることができるように、三次元の空間をも考えることができるけれども、実際に世の中にそんなものはない。ここに線香がある。それは三次元から成り立っている。いまこれを振り廻して、火の輪ができるときに、その火の輪は四次元の世界である。またそこに置いてある線香を見るにしても、それをちょっと見ただけでは、それが平面の絵であるのか、実体であるのか区別がつかない。これを実体と見るには、眼筋の働きや、自分の身体の位置を動かすことによってのみできる。また線香は自分が動くことにより、近づき遠ざかることによって、たえずその色も形も変化して見えるのである。であるから、時間というものを別にして実際に物を観測するということは不可能である。

われわれの身体機能、精神現象は、時々刻々絶えざる変化流動である。川の水の流れ流れて止まらないようなものである。われわれの欲望や苦痛恐怖でも、けっしてこれを三次元の空間のように、固定的に実体的に、物そのものとして考えてはならない。ただわれわれはこれを想像し思想することはできるけれども、実際の事実としては存在しない。すなわち欲望も苦痛も時間の第四次元により、たえず変化、消長、出没するものであって、けっしてこれに拘泥することも、これを保留することもできないものである。すなわち快楽、苦痛も、ただ快楽を快楽とし、苦痛を苦痛としてそのままでよい。ことさらに快楽を大きくし、苦痛を軽くしようとしても、追いつく話ではない。それは不可能なことである。ただ時の経過に任せるよりほかはない。

なお一言しておきたいのは、ベルグソンもいったように、われわれに無ということの観念は成り立たない。ただ有の経験から、有に対する無が想像されるのみである。幾何学の点も同様で、世の中に、全く広がりのない点というもののあるはずがない。ただ広がりに対して零を思考するのみである。線でも同様に実際に全く広さのないものは存在しない。広がりが零である点をいくら加えても、乗じても、長さは出ないが、これが動けば線になり、線が動けば面になる。これと同じ理由で三次元の立体でも、実際には時間の経過というものがなければ、われわれはこれを認識し観測することはできない。ただ思考し得るだけのもので、実際の存在ではない。

ものを批判するにはつねにその立場を定めよ

最後に繰り返していう。それはわれわれはものを観察批判するときに、つねに必ず誰が、いつ、どこから、いかにということをまず確定してかからねばならないということである。「人の親の心は闇にあらねども子を思ふ道に迷ひぬるかな」（藤原兼輔の歌）といえば、上の句は、一般の親の心を表面から客観的に普通の場合を観たものであって、下の句は、子のために苦労する場合を主観的に自分自身を観たものである。「必死必生」といえば、客観的な批判であって、人が必死の境涯になれば、つねに必ず危地を突破して死を免れるものであるということである。必死ということは、自分自身がその境涯になりきっているときであるから、ちょうど自分で自分の頭の重量がわからないように、自分で自分を感じ観察することはできない。すなわち近重博士のいう一段論法である。ただこの境涯を経過してのちに、その心境の経験を追想して、これを客観的に批判することができるのみである。禅に初一念ということがある。精神統一のいわゆる禅定《ぜんじょう》に入って、そこから覚醒するときに、自分のそのときの心境にハッと気がつき、あのような心持ちであったということを感得する。そのハッと気づいたそのままのものを初一念というのである。これから二念三念と連続して観念の起こってくるときに、すでに批判となり、思想となってくる。その禅定そのものが純主観であって、初一念から後が自分を外界に投影し、鏡に映じたような形で自己を客観的に批判することができるのである。このように必死ということは、純主観的な心境であるから、自分で自分を観察しながら、自分を客観的に必死の心持ちにしようと思っても、それは不可能なことである。真の必死にはなれないで、アベコベにかえって死の恐怖になってしまうのである。勇気をつけるとか、努力するとか、人を愛する、社会奉仕をするとかいうことも、自分の立場と出発点とを定めないで、たんに自分をそのようにしようと思っては、かえってアベコベになってしまうのである。「人々は皆平和に愉快に暮らしているが、自分は独り心の苦痛に悩まされる」とか「自分は人に対して充分の同情をもっているのに、人は皆自分につらく当たる」とかいうのも、皆主観と客観の両方面の観方を同時に混同していっているのであって、たとえば「ヒラメは白くてよいが、黒いのには困る」とかいうようなものである。またたとえばわれわれが自動車を批判するにしても、自分が自動車に乗っている位置から観るのと、自分が道を歩いていて、砂煙をあびせかけられる立場からするのとでは、その観測の結果が全く異なって現われなければならない。

14

瀆神恐怖と赤面恐怖患者——通信治療の例

患者の症状

二十歳、小学教員、中学一年頃から赤面恐怖となり、人の前へ出れば圧迫を感じ、人々から軽蔑されるように思い、友人は少ない。

また一年ばかり前から痔疾を患い、その後神罰恐怖を起こして、神様へ尻を向ければ痔が悪くなるとかいうような強迫観念に悩まされるようになった。

大正十四年十一月、初診、体格は少し弱いが、栄養は中等で、別に神経衰弱の徴候はない。

入院療法を始めたけれども、四日ばかりののち、家庭の都合で中止し、郷里に帰ってのち、通信によって治療することになった。

理智と感情との血みどろの戦い

第一信（その要点のみを抜き書きすることにする）　この後はやむを得ず、独り立ちでこの忌わしい性癖を打破しようと、先生のお教えである「苦しみを苦しむこと」に努力しております。しかしながら小生の神罰恐怖症はなかなか根強く心の中にはびこってこれを排除することができず、毎日煩悶に暮らしております。というのは自分の心の中で、神の姿を思い浮かべて、それを冒瀆したように妄想するのです。こんな些細なことで、神が怒って神罰を降《くだ》して、私を病気にするというようなことがあり得べきことでしょうか、私の理智はそんな神ではないことをささやいてはいますが、それを私の感情では信じてくれないのです。理智と感情との血みどろの戦いのために、私の頭は破裂しそうです。もし先生のような御高徳のお方の説を聴いたなら、この頑強な感情も屈服して姿を消すだろうと思います。……また毎日無益に遊んで暮らしていては、かえって心の苦しみを増すばかりですから、どこかへ勤めようと思いますが、自分では教師のような責任の重い、交際的な方面は、不適当だと存じますが、いかがなものでございましょう。……小生の赤面恐怖については、先月先生から承った通り、「水は冷たきものと覚悟せよ。人は誰も恥ずかしきものだと諦めよ」という決心でいれば治るでしょうか、そういう心持ちでいても、人前へ出ればやはりこの忌わしい性癖が現われるのをどうすることもできません。……アア私の前途は、今、暗黒に閉ざされています。ただ私を明るい世界へお救い下さる方は、先生よりほかにはありません。何卒、前記の事柄について、また神に対する正しい宗教観等をお教え下さいませんでしょうか。

（大正十四年十二月十四日）

正しい宗教観

右に対する私の返書　お言葉「苦しみを苦しむことに努力します」、これでは余分な努力になり、苦しみが重複する。努力しなくとも、苦しみはとうてい苦しいから、わざわざ苦しまなくともたくさんです。降りかかる災難、湧き出した苦しみはその事実、そのままにあるよりほかに仕方はない。これが禅のいわゆる「心頭滅却すれば火も亦涼し」であって、このときことさらに、そのままになろうとか、心頭滅却しようとかすれば、それはすでにそのままでもなく、心頭滅却でもない。

神罰や縁起を恐れるのは、幽霊を恐れるのと同じように、有るか無きかの不思議力に対して恐れ悩まされるのであるけれども、これは凡夫の人情として致し方のないことです。われわれお互いに凡夫なのですから、幽霊も神罰も、ただわけもなく恐ろしきものであることは、致し方ないことと諦めなさい。手っ取り早く恐れを取り去ろうとか、感情を没却しようとかの野心は思いすてたほうがよいと思います。神罰も地震も火事も、受けるべき災難は受けるべきものと覚悟しなければなりません。

お言葉「私の感情は信じてくれない」についても、信ずるとか信じないとかいうことは、地球がまるいとか、山の芋が鰻《うなぎ》になるとか、信ずべきことはおのずから信じ、信ずべからざることはおのずから信じない。自分で作意をして信ずることはできないことです。すなわちこれも成り行きに任すよりほかに仕方のないことです。信じ得ないことを信じようとするから、理性と感情との葛藤となるのです。こんなことは、小生の智的説明で、君を納得させることは、不可能です。君自身が体得と知識とを積んでこなければ、つけ焼刃はかえって有害無益です。感情を知識によって否定、没却しようとする努力は、何卒おひかえ下さい。

君が教師をやめる必要は少しもありません。職業は何であろうとも、人生に責任のないところはありますまい。たとえ隠遁しても「世を捨てて山に入るとも味噌、醤油、酒の通路なくてかなわじ」というように、世の中に自責の感や、欲望の渦の巻かないところはありません。ちょうど世の中に音のしないところがないようなものです。

「神罰恐怖も赤面恐怖も、あきらめる決心でいれば治るものでしょうか」とのお尋ねも、治れば諦め、治らねば決心しないというような決心や諦めは、悪智の矛盾であるということにお気がつかれないのでしょうか。自分の病気を治してくれれば拝むが、そうでなければ屁をひっかけるというような神様であってはなりますまい。小生にしても、あるいは君の身長を引き伸ばしたり、君の苦痛を取り除けたり、あるいは君の眼を余分に明るくしたりする不思議力を持ち合わせているわけではありませんから、屁をしかけられてもかまわないことになります。神に対する正しき宗教観は、あるがままのわが人生の境涯に敬虔、服従することです。神をだしに使って我利を計り、苦痛を回避し、罪を他に転嫁しないことだと思います。

（十二月十八日）

悲愴な勇敢な諦め

第二信　御懇切なるお手紙下さいまして、厚く厚くお礼申し上げます。私ははじめて今までの長い迷妄から脱することができました。いたずらに苦痛を回避しようとして、とめどもなく苦痛に追い廻されていた過去の自分は全く愚かなものでありました。いかに苦しくとも現在人生のありのままを見つめていくより他に仕方がないと諦めて、いかなる災難も病患もまた自己の不幸も、いさぎよく受けていこうとすることにはじめて気がつきました。先生はおっしゃいました。「治るなら諦める、治らねば決心しないと、そんなことではいけない」と。そうです。そんな今までのような功利的な、打算的な決心や諦めを捨ててしまって、真の悲愴な勇敢な諦めをつけようと思います。たとえ自分が苦しみの極《きわみ》、死んでいったとて、また人生の敗残者となったとて、それも仕方のない事実であると決して、私はその不幸から逃れ出ようとはしない。何らの抵抗なく、苦しんだり喜んだり、悲しんだりする自分を勝手に眺めている。けっして苦しみを抑えようとしたり、喜びを増そうとしたりする努力はしないでありましょう。

もし自分が赤面恐怖のために人から笑われ、悪口をいわれたとしても、どうにもならない事実だとして、自分が苦しむのをジッと我慢している。そしてけっして赤面恐怖を抑えようとしないでありましょう。

また神罰が自分に降りかかっても、逃れることのできないものであるから、卑怯な態度をしないで、甘んじてその神罰に服従するでありましょう。このように神に対して、自分のよいことがあるように願いもしないから、したがって拝む必要もありません。要するに御教訓の通り、また凡夫のままにこの人生をあるがままに感じ、あるがままに服従することに決心致しました。

実際先生の御教訓は千万無量の芳淳の香りがあります。そこには汲めども尽きぬ味わいがあります。先日叔父が参りまして、「もっと大胆になれ、そんな気の小さいことでは駄目だ」と親切のつもりでいってくれましたが、神経質者にとって、そんな忠告が何の利益になりましょう。大胆になろうなろうとしても、なり得ない強迫観念の心情を解しない盲滅法の忠告です。世の一般の人、しかも医者ですら、そうした誤りにおちているのに、ただ先生のみは、われわれ神経質者の複雑な心理状態を微に入り細にわたって余すところなく解剖せられ、そしてその確たる事実の上に立脚されたものと存じます。

氷雪の溶けるように全快

第三信　さて、ここにお喜びいただきたいことは、あれほど、頑強で猛烈だった神罰恐怖が、氷雪の溶けるように全快してしまったことです。実は、今日、小生が回生の歓喜を得ることができたのはひとえに先生の賜と深く感謝致します。本当に現在の小生は何の恐れるところもなく、自由な生を享楽しております。

しかし、赤面恐怖はなぜか、まだあまりよくなりません、それはあるいは小生が徹底的に先生のお教えに従っていないからかも知れません。赤面恐怖を隠さないように努めようとしても、人前に出ると、「お前は恥ずかしがりやだ」といわれるのが恐ろしくて、どうしても隠さずにはいられません。

神罰恐怖を全快させていただいて、その上お願い致しますのは、はなはだ僭越な望蜀《ぼうしょく》の嘆でありますが、神罰恐怖を立ちどころにお治し下さいました先生の慈愛の御手におすがりするよりほかに途《みち》がありません。何卒左の愚問に対してお答えを賜わるわけにはまいりませんでしょうか。

(1)　赤面恐怖を治すべき心得をお聞かせ下さい。

(2)　赤面恐怖症は、なるべく交際をしないで、厭人的生活をしばらく続けた方がよいでしょう

……

か。またその反対の態度をとって赤面恐怖の起こるに任せつつ、人と交際し、職業についた方がよろしいでしょうか。

(3) 教職について、責任や義務がいかに重くとも、私は構いませんけれども、児童に、この私の神経質が反映することは罪悪のように思われますが、そんな道徳観念を捨てて、教職についても差支えはないものでしょうか。

なお書き落としましたことは、小生は今、独居していますが、前には夜など、淋しい何だか心もとない恐怖にとらわれて、少しも落ちつきませんでしたけれども、現在では、淋しいとも何らの不安をも感じません。ただ、誰しもが感ずる無聊《ぶりょう》に苦しんでいるだけです。このことも厚くお礼申し上げます。……

（大正十五年一月二十八日）

恥ずべきことを恥じよ

右返事　瀆神恐怖、小生の一言により御氷解なさった由、小生の身にとって、こんな嬉しいことはありません。なお赤面恐怖に対して要領を得ないとのこと、すべて強迫観念は、同一の理由によって起こるものですから、その要点を得れば、全部が治癒すべきものです。神罰恐怖が治って、赤面恐怖が治らぬはずはありません。……

赤面恐怖については、人前に出て「お前は恥ずかしがりやだ」といわれたときは、「どうも僕は実際に気が小さくて困る。何かといえばすぐ顔が赤くなる。こんな不本意なことはない。ほんとに僕は……」とお打ちあけなさい。これはまず形式的でもよいから、この文句を何遍でも繰り返して下さい。お尋ねの個条については、

(1) 赤面恐怖は治るべきものではありません。当然自己の持ち前で、人に対し、自分に対して常に恥ずかしがるのがわれわれ本来の面目です。「恥を知る」とはこのことです。「君子はその独りを慎しむ」ということは、つねに自ら省みて自分の恥ずべきことを恥じることです。人は恥ずかしがるからこそ、つねに自分の行ないを慎むのです。恥じるまいとすれば、いつしか恥ずべきことをなし、自己の恥を繕ろい隠して虚偽に陥り、ますます後悔、悲観、卑屈が引き続いて起こります。はじめからつねに自ら些細な恥をも恥としなさい。自らえらがるべからず、虚勢を張るべからず、返すがえすもつねに自分の本来のままに恥ずかしがるべきなのです。

(2) 厭人的生活は駄目です。これは恥を軽減する手段ではありません。赤面恐怖は、本来自分が人に勝とうとする心の反面です。自己の本来に立ちかえりなさい。

赤面に勝とうとしてことさら交際の稽古をすることは無用です。さりとて自己の境遇、職業のために、なすべきことはいかなる苦痛、困難もやむを得ないものです。貴人、衆人の前に出ることも、時にはノッピキならぬことです。孟子が「内に省み疚《やま》しければ、乞食のようなものにも我はあやまるが、内に省みて疚しからざれば千万人といえども我行かん」という意味のこと

をいっているが、いかに孟子でも、こんなときには、顔から火の散るような心持ちのするのは当然のことです。ここを思いきって、やってのけるのが孟子のいわゆる不動心かと存じます。俗人はこんなときに、孟子が平気でいると想像するであろうけれども、それは大きな誤解です。いわゆる野狐禅です。

(3) 誤った思想にとらわれ、それから割り出した善悪観は、全く虚偽になり、人工的なものになる。善は真でなければなりません。自分の純真ありのままから出発すれば、そこに善悪はない。

児童の前には児童のように恥ずかしがりなさい。自己の本来に帰り、無垢のままに、児童のような心持ちを発揮しなさい。これが児童に対する最も大切な感化力です。

なお強迫観念を解脱した人は、すでに人生の修養を積んだ人で、世の中の酢いも甘いも、かみ分けた人です。凡人以上の人になろうと欲するものは、充分に強迫観念に苦しまねばならぬ。これがそのまま人生の修養となるのです。

君は無聊に苦しむという。小生らでさえ、無物の一室に閉じこもっても、けっして無聊ということはない。況《いわ》んや欲望充満せる君ら青年においてをや。無聊というのは、いたずらに自己本来の欲望を抑えているからのことです。なにごとにも思い立つままにただちに手を下して実行し、心に起こる思想や感慨はそのままこれを工夫し、これを観察、玩味していけばいいのです。小生は病気臥褥中、あるときは一日八十余首の出たらめ歌を作ったこともありました。……

（二月一日）

瀆神恐怖から起こる心の葛藤

第四信　他人のことながら、小生の全快をお喜び下さいます先生に対して、満腔の感謝を捧げます。御参考のために、神罰恐怖の全快致しました経過を御報告致します。

はじめの間は先生のお言葉に服従することが大変苦しいものでございました。

私のはじめの神罰恐怖も、のちにはたんにそれのみに止まらず、だんだんと症状は増悪して、疾病恐怖、とくに痔疾を恐れることがはなはだしく、神に後方を向けることが苦しくて、坐臥進退の際にも、身体をどちらに向けてよいかわからず、気が済むまで何遍でもやり直しました。そうしてついには縁起恐怖にまでもなり、本を読むに際しても、神という字が目につくと頭を下げ、または手や足の方向をチャンと正し、または神という語を黙読するときに、頭の中に神を冒瀆するような考えが浮かぶと、その考えがなくなるまで、神という語を繰り返す、もちろん本を読んでいても、その内容などは全然頭に入りません。手紙を書く際にも、「精神」とかいう神の語を書くとき、行の一番上に書かねば気が済まず、また「不幸」とか「憎悪」とか「失敗」とかいう悪い意味は下に書き、且つ神という字と横に列んでいると、実際に自分が不幸になりまたは自分が神を憎悪していると神に思われて、その神罰を受けるという、とても筆紙に尽くされないほどの煩雑さであります。また道を歩くときなど、石が神のように思われ、どんな小石でも蹴らないように、なるべく石のないところを選《よ》って歩くとか、寝るときには、仰臥したままで、横を向くことも、どうすることもできなかったのです。こんなふうに、他人から見れば、本当に馬鹿らしいことを自分では真剣になって、やっていたのであります。もしそれをおしきって反対の行動をとれば、後になって、矢も楯もたまらないほど、気がすまず、神前に行って、あやまるとか、変態的行為が多かったのであります。しかし他人には気づかれないようにとの苦心で、ますます激しくならざるを得ませんでした。そのとき先生の御返事を頂きまして、後の苦しみを覚悟で押し切って破壊的行為を行ない、後悔の苦痛を甘んじて受けました。その間にだんだんとすらぎ、始終、頭の中に一杯だった神という観念も忘れるようになり、同時に苦しみに堪えよとの仰せに従って、わざわざ神を冒瀆するような観念を起こしてみましたが、もとのような激しい感情は起こらなくなり、ついに現在では、そんな観念も平気となって、すぐ消失してしまうようになりました。それとともに疾病恐怖も縁起恐怖も、いつの間にか忘れてしまいました。実際先生のおっしゃった通り、こうした恐怖は人間である以上、全然なくなってしまうものでないということがはじめてわかりました。たとえ以上の恐怖が起こっても、その恐怖が苦にならないようになって、現在では普通の人間になることができました。また独居の際、以前には、急に自分が病気になりはしないか、不幸なことが突発しはしないか。亡霊が現われてきやしないか等幼稚な恐怖で不安でたまりませんでしたが、今では、たとえそんな考えが起こってきても、第三者の立場で考えているようで、きわめて不鮮明で、少しも苦になりません。それは「降って湧いた不幸や苦痛は何とも仕方がない」という先生のお言葉を実行しているからです。それゆえ、もういろいろの恐怖が激しく自分に迫ってきても、自分はただ、それに堪えるばかりだということを知っていますから、以上の強迫観念も、もう増悪する余地がなくなり全快してしまったことを限りなく、喜びます。

赤面恐怖も、以前と比べると大分うすらぎました。衆人の前で赤面しても、前ほど「シマッタ」という感じが深くありません。前には赤面のことばかり気にかけていたため、人と談話していても、何らの話題もなく、ギゴチナイ殺風景なものでしたが、今では赤面してもあまり恐ろしいと思いませんから、多少余裕ができて、次から次へと話題があり、ときどき諧謔さえも交えることができるようになりました。しかしまだ何だか不安なところがあるので、勝手がましく先生にお願いしたのでございます。とにかく、先生のお教えによって、私の考えが前とすべて一変して、生活がだんだんと明るく愉快になりつつあることを私は先生に悦んでいただきたいのであります。

私はまた今日、命の母たる先生の御書面に接して、ようやく一番人生に奮闘して、些少なりとも社会に貢献したいと思います。いよいよお言葉に従いまして、教師になることに定めました。今までは偏狭な道徳観にとらわれて、誤った考えを抱いておりましたのを啓発して下さいました先生の御恩は忘れられません。私は現在の幸福を同じ悩みの世の兄弟達に分かちたくてならないのであります。先生は今御病気の由、本当に心配でなりません。

（二月七日）

君の眼は凄い

第五信　過日先生の御教訓を得まして、小生の赤面恐怖も大分良くなりました。ただ今故郷に帰り、十数日遊んでおります。もちろん赤面恐怖治療の方法を実行しています。それゆえ、盛んに交際も致しまして、けっして回避的な独居生活はしておりません。ただ今では、人前に出て、以前のような胸にこみ上げるような激しい恐怖は、大変、薄らいでまいりました。道を歩くにも以前は戦々兢々として、人の視線に出会うと、カッと赤くなり、眼が朦朧《もうろう》として、足もよろめくような心持ちになりましたが、今では、そんなに恐ろしくなくなり、あまり赤くもなりませんが、ただ眼がボーッとして、胸が少し苦しいだけです。現在は道を歩くことは平気ですけれども、人と対座していることが一番苦しいのです。相手の人の視線に合致すると、私の眼がにらんだようになり、涙が出ます。自分の恐怖に充ちた醜い顔を相手に見せて、不快を感じさせることは、罪悪であると思うと、胸が苦しくてたまりません。けれども先生のお教えが身に泌みていますから、けっして下ばかり見つめるような卑怯なことはせず、ジッと相手の顔を見つめています。もちろんこの発作とても、以前よりはズットズット軽いものであることは確かであります。しかし一友人から（それは頗《すこぶ》る快活な人間ですが）「君の眼は凄い、何か悲観しているネ」といわれ、また多くの人達から「君は若いものとしては元気がない。そんなことでは駄目だ」といわれました。赤面恐怖の発作が自分ばかりの錯覚かと思っていたのに、他人にも、こうした自分の発作を見られるかと思うと、ますます苦しくなって、悲観のどん底に落ちているのです。自分がこのまで、意気地のない元気のないものとして、人から交際もしてくれないようなことになったら、自分の前途は暗黒だと想像して、ますます苦しみに堪えられないのであります。事実いま一人の友もなく、訪問してもいやな顔をしているようで、私は全く孤独です。

私はある本で「耳の不揃いの者は内心葛藤が絶えず、一生不幸で終る」ということを読んだことがあります。私の耳は、右が左よりズッと小さく形も違います。それで子供のときから、恥ずかしがりやの自分は、この赤面恐怖も一生治らないのではないかと煩悶します。そんならなぜ神罰恐怖が治ったかと自問してみますと、これは一時的に起こったものであるし、赤面恐怖は子供のときからである。また耳は顔にあるものだから、その不揃いなのがすなわち赤面恐怖を表現しているのだと勝手な理屈をつけて、一生涯、ろくろく交際もせずに、悲惨な不幸に終るのではないかと、果てしない悲観をせずにはいられません。

たびたびお手数をかけて相済みませんが、この耳の不揃いということの疑問を早く解決しなければ、自己暗示によって、ますます悪くなるような気が致します。次の質問にお答え下さらんことを偏《ひと》えにお願い申します。

(1)　耳の不揃いなのが赤面恐怖の治らぬ証拠ではないでしょうか。先日の御教訓を実行致しますれば、ただ今は、以前より大分よくなったように、だんだんと全治するものでしょうか。

(2)　にらむような眼差しとなっても、人と交際した方が良いでしょうか。それは罪悪ではないでしょうか。

(3)　他人から自己の批判をされて悲観してもよいでしょうか。煩悶してもかまわないでしょうか。

（三月十二日）

自分自身になれ

右返事　お手紙について、君の生活の態度、心の置きどころに御注意申し上げます。

「盛んに交際致しまして……」、ことさらにカラ元気をつけて、交際の稽古をするのではない。必要と自己の欲望に駆られる結果の行動でなければいけない。不必要に交際するのでなく、つねに自分は、自分本来の小心翼々の態度を失わないように、つねに自分の本心から出なければならないのです。これが虚偽を去るということで、自分の自然に帰るということです。

「人と対座しているとき……」、人の視線とこちらとの相会うときには、自然の人は、普通、何も思わず、必ず眼を他にそらせるものです。これが普通の場合である。とくに恋人や目上の人に対しては、それはそれは微妙に眼が他にそれるものです。ただ目下の者や子供に対しては、割合に静かに見つめることができる。これに反して心なき子供、白痴、精神病者はわけなく人を見つめる。普通の人では、人を見つめる人は、気位高く、自我の強い傍若無人の変人だけです。

小生は自分の子供や女中に対しても、その顔を見つめることができず、君等を診察するときでも容易にその顔を見つめることはなく、多くは伏し目で、その人に面と向かいません。これが小生の本来性で、そこに小生の人に対する畏敬の情と小心さとがあり、人を冷視し圧倒せぬ態度がありますす。小生もこれが自分の持ち前ですから、強いて人と対抗し、ことさらに強がることはせず、自ら独り守っている態度です。小生は人を平気で見つめるような人は嫌いです。女などはとくに人を見つめぬようなつつましやかさがなければ、まことにいやなものです。

「自分の醜い顔を相手に見せて、不快を感じさせるのは罪悪である……」これは自我中心主義の反語、もしくは間接の解釈すなわち自己弁護で、けっして真の利他主義ではなく、見せかけの偽善の言かと思います。この流儀の好意とか善とかいうのは、たとえば成り金が自分で威張りたいために金を散財して人に有難いと思わせ、人を自分の思いのままにしたいと考え、自分の考え通りにならねば、恩知らずといって憤るようなものである。これは自己中心主義であって、けっして真の善ではない。自分が貧乏、ビッコ、醜男であって、人がこれを不快に思ったからといって、それは自分の罪悪ではない。それが金持ちぶり、色男ぶるときにはじめて罪悪が生れ、自分の小胆さ、真面目さをことさらに大胆に、やりっぱなしのように見せかけようとするときに、はじめて罪悪となるものです。

「けっして下ばかり見つめたりするような卑怯なことはせず、ジッと相手の顔を見つめています」これはきわめて下らぬ虚偽で、慮見の間違いである。いたずらに見つめるのが大胆に非ず、人を見つめ得ぬ位に、敬虔の情に満ち、いたずらに人に対抗せず、自分はただ自分自身を保持し、自分にできるだけのことをしていればよい。自分が卑怯でも痴鈍でも、けっして人に迷惑をかけるものではありません。「君は眼が凄い」と人にいわれるのは不自然に人を見つめようとする当然の結果です。自分は人を見つめ得ぬ小心者であるということを真面目に真剣に、人に対して告白なさい。カラ威張りしようとすればますます弱く、自分自身のありのままになりきれば最も強くなるものです。高く飛び上がるには思いきって、かがまねばならぬ。この心持ちでいるならば、もし君に何かあったとき、あるいは正義に憤って、人と対抗せざるを得ないとき、君が相手の眼を見つめる眼は、はじめてこのとき最も強い力を発揮するものです。平常、憤る稽古や人と対抗する練習は、全く無用有害のものです。

「自分の錯覚かと思っていたのに、他人にも実際に見られる」とは、錯覚に非ず、自分自ら不自然に故意に作った当然のいやな眼つきであることは確かです。逃げ腰の喧嘩の腰つきは、誰にも容易に見分けられるものです。皆不真面目の結果で、当然これを自ら恥じなければならぬことです。赤面恐怖が自分の恥を隠そうとして、当然恥ずべきことをも恥としない心持ちの現われたものです。

「自分は一生このままで、悲惨な不幸で終るのではないか……」、では醜男、メッカチの人はいかにこの人生を終るのか、愚人、不健康の人はいかにこの世に生き得るのか。盲人の保己一もあれば病弱のダーウィンもあり、強度の神経衰弱にかかった白隠禅師もある。盲人がいたずらに眼明きに対抗するに及ばず、小胆者が大胆者と競う必要はなく、ただ自分の持ち前の全力を発揮していけば保己一にもなれば、ダーウィンにもなるのです。

「自分は事実、今一人の友人もなく……」。それは交際を求めてくる人さえも、自分がこれをすなおに受け入れないからである。人に負けるのがいやだからである。盲人がやたらに眼明きを邪推して、すね、いこじになるようなものである。自分が気の小さいことをありのままに打ち明ければ、真の友人として交りにくる人はいくらでもある。自分の本心が孤独を好むのではない。負けおしみである。勝とうとあせるから負ける。負けるがままに捨て身になれば必ず勝つものです。

「耳の不揃いのもの……」、顔の左右不同や耳の不揃いは、普通の人にもありがちのことで、大きな意味はないものです。盲人が疑い深く、ビッコが世をすねるよりももっと意味のないことです。これは不具者が人を羨むために起ることです。自分自身になりすまして、人に対する反抗をやめさえすれば、必ず自分の長所はおのずから発揮されるものです。自分自身を発揮さえすれば、人相位のことは何でもないことです。耳の不揃いでも、身体の不具でも、これを解釈し弁護し解決する必要は少しもありません。

「他人から自分の批判……」、人が自分をいかに批判しようが、それは各々その人の勝手であって、小人は利にさとり、君子は義にさとるものであるから、それをこちらから、どうさせることもできない。人は人、我は我、何とも致し方ありません。

（三月十六日）

死を求めていた

第六信　お手紙の趣き、一言一句、小生の胸にひびかないものはありませんでした。そして今までの自分の態度心持ちが誤っていたことを悟りました。先生のいわゆる「心頭滅却の境地」に一日も早く立ち到ろうと、不必要な交際をなし、カラ元気を出し、虚勢を張っていた自分は全く間違っていました。ちょうど貧乏人が金持ちを羨むように、他人と自分とを比較して、世間を呪い人を恨み、ひねくれた根性となって、ついには救われない深淵に陥ろうとしていました。御教訓のうち、とくに痛切に感じられたのは「盲目が目明きに対抗するに及ばず、小胆者が大胆者に競う必要はなく、ただ、自分の持ち前を発揮せよ」とのお言葉でありました。

小生は今後、静かに自分を守って、自分の境遇に甘んじ、自分自身となろうと思います。小生はこの悩みは、一時的病気であるとばかり思って、世の青年のように、快活に大胆になろうとしていました。すなわち思想によって事実を作ろうとしていたのであります。

先生のお教えの通りに、負けるのが口惜しさに、わざと強がろうとしてかえって、友人がないのではなく、自分と自分で友人から遠ざかっていたのであります。

小生は来る四月より○○小学校へ奉職することに決まりました。教師となれば、心をかきむしられるような苦しいことがあるだろうと恐ろしくてたまりませんけれども、先生の尊いお言葉を守って、震えながらもその恐怖に当面していこうと思います。本当に弱いものの生きていくべき道をお教え下さいました御恩は忘れることができません。先生の御返事を見る前までは、実際、絶望に陥り、死をさえも求めていた位です。

（三月二十三日）

真であれば罪悪ではない

第七信　先生のお教えに従い、四月一日より小学校に奉職しております。はじめは予期恐怖がしきりに起こって、ずいぶん苦しいものでありましたが、先生の「苦痛に直面してなすべきことをなせ」のお言葉を肝に銘じて、毎日苦しみつつもなすべき職務をなしております。しかし職務繁忙のため、自己の興味すなわち人に勝ろうとする心の満足を与えるため、また人生に貢献するため、遊んでいないという誇らしい感じのために、ときどき赤面恐怖を忘れていることがあります。概して三月まで、「こんな自分が満足に教師として務めを果すことができるか」と、いたずらに煩悶し、予期恐怖を起こしていたときより、今はどの位、心が安楽であるか知れません。先生の仰せの体験を一部分味わい得たのではないでしょうか。そして先生の御教訓通り、現在では、自分を偽り飾らないように、自分本来の姿に帰ろうと努力しています。心に思ったことはすべて人に打ち明けるようにしています。そして「自分は小胆者である」ということを誰にでも告白します。しかしまだ「自分は恥ずかしがりやだ」ということは、どうしてもいえません。なぜでしょうか。まだ偽りの心があるのでしょうか。そういうことは、とても苦しいのです。

児童の前にでも、赤面恐怖の起こるに任せて、授業をしております。そうして三、四時間目となると、あまり発作も起こらないのです。自分の心理状態を考えると、先生の御説明がすべて真であることがわかります。以前勤めていたときには、恥を感じないように、また隠そうと取りつくろって、その方に心が引かれて、教育という方面を打ちやっていましたので、とても騒々しくてお話になりませんでしたが、現在では取り繕うことをせず、教育に専念していますから、自然真面目な授業ができ、児童も小生に敬服しています。この辺の消息を考えても、「恥を隠そうとすれば自然恥を知らない態度になる」とのお教えがよくわかります。そして「真であれば罪悪ではない」とのお言葉をしみじみと実感することができました。また最近、自分がつくづくと体得しましたことは、人望でも信用でも、すべてのことが自分から得るのではない、自然に与えられるものだということです。私は真の人間としての出発点を先生から教えていただきまして、生れ変わったつもりで、過去の醜い姿を捨てて、真の自分に帰ろうとしています。否、着々実行しつつあります。

小生の前途には光明が輝いています。現在その光明が認められるようになりました。その光明の経路を指し示して下さいました有難い、なつかしいお方は森田先生であります。

神罰恐怖はスッカリ根本から全快してしまいました。今現在の苦しさから解脱するときは、もうじきであろうと思います。それまでは事実ありのままの、恥ずかしいという境涯に、従順に苦しんでいこうと思います。小生は先生に対して、どうお礼の言葉を述べてよいかわかりません。何卒私の心中の感謝の念そのものをお受け取り下さい。

（四月二十四日）

15 赤面恐怖症治癒の一例

赤面恐怖症とは強迫観念の一種であって、人前に出て顔が潮紅するのを恥ずかしく思い、これを恐怖し苦悶するに至るものである。今から十余年前には私はこんな患者に対して、催眠術、説得療法等を用いて、なかなか思わしく治すことができなかった。大正六、七年頃からは、私の特殊精神療法で、次第に適当に治すことができるようになった。ここに挙げるのはその一例である。まず簡単にその病歴を記す。

二十歳の学生、発病は十六歳頃、学校で何かの際に、同生徒の赤面するのを大勢ではやし立てることが流行してから、生徒間に多くの赤面恐怖が出来た。

患者もその頃から発病して、二年ばかり前からは、ますますはなはだしくなった。ついには衆人に注視されることが恐ろしくて、電車に乗ることができず、二里〔八キロ〕余りの道を毎日電車にも乗らず、雪の日でも、必ず徒歩して通学していた。自分でますます小胆、卑屈を感じ、将来、とても社会に立つことができないのを悲観し、ついに中学五年級のとき、中途で学校を断念退学した。従来種々の治療を受けたけれども少しも効なく、ついに自ら決心して、房州に静養し、もしなお治らなければ、断然身を捨てようと決心して、行李の中に剃刀《かみそり》まで用意したが、折しも偶然私の診察を受けることになった。

以上のほかに、なおこの患者の訴える症状は、精神刺激性、頭重、精神朦朧の感、多夢があり、読書にも注意散乱し、理解記憶なく、眼には彩塵、残像があることを苦しむ等のことがある。また静粛なときには、ときどき耳鳴りを感ずる。患者は赤に対する色盲をもっている。

体格、栄養は中等で、皮膚画紋症もなく、顔面も、さほど著明に潮紅するのではない。ただ顔や耳が熱くなり、はなはだしく潮紅するような感じがするだけである。

治療は、私の特殊療法で、はじめ四日間、絶対臥褥を命じ、のちいわゆる作業療法に移った。第十四日から電車に乗り、前後二十日間入院治療、のち家庭に帰り、さらに十余日を経て、房州に転地療養をした。これが大正八年十一月の三日であった。転地中は自炊生活をなし、農事の手伝いをやった。その間患者は日記を書いて、一週間毎にこれを私の方に送り、私はこれに対し、それに朱書して、これを批評し指導していったのである。

患者は房州にあることおよそ五十日で、赤面恐怖はだいたい治癒したので、その前半の日記と私の指導とは、拙著『神経質及神経衰弱症の療法』のなかに書いておいた。その後半が今ここに挙げるもので、ただ疾病の治療というだけでなく、人生観ということにも多く触れ、且つ芸術という方面から見ても、多少面白くはあるまいかと思って、ここに発表することにした。［　］内は、患者の日記に対し私の書き添えたものである。

十一月二十五日　煙草が吸いたくなった。なぜかわからない。「私は一人前になれそうだ」という予感、すなわち病に対して寛大になってきた証拠かも知れない。あるいは生意気な好奇心に過ぎないかも知れない。先生へは「少し位はかまわぬか」と葉書でお尋ねしておいた。その葉書を出した帰りにピースを買って、二本吸った。以前ならば、神経衰弱療法に、煙草と酒は飲むなと書いてあったので、他人の吸った煙草が顔へ流れてきても恐ろしかった。しかし今は少しも心にとがめない。吸ってみても何ともない。うれしくもない。そして吸わないと淋しい。

午後は労働。夕飯に菜葉が食べたくなったので、前田へ行って、「菜葉がありますか」といったら、妻君がさもさもうるさそうな顔をして、「鶏が食っちゃったが、勝手にもってってくれ」と、けんもほろろの挨拶に、私は身体中がむずむずして帰った。

二十六日　午前、歯医者へ行った。煙草を吸って歩いてみたい位、気がのびのびした。そして一本吸ってみた。もう東京へ帰っても大丈夫のような気がした。晩秋の陽を浴び、青い浦賀水道を駛《は》せて行く白帆や汽船を見たり、山を仰いだりして、のそのそと歩いた。帰りにはほとんど残像が見えなくなった。しかし一時の現象であるらしいから嬉しくもなかった。前田の妻君も、昨日私にポンポンいったのが気の毒になったらしい、眼に見えて親切になった。私は別に気にならない。身も世もあらぬというほど悲しくもない。厭になったら東京へ帰るまでだと、心が大きくなっている。今までにはないことである。

二十七日　下の人が拳骨ほどの萩の餅を五つくれた。朝飯前であったから、牛乳一合飲んだうえ三つ平らげた。そのうえ飯を三杯食った。

　昨夜先生から日記が戻ってきた。私は噛りつくようにして読んだ。そしてよく了解した。将来の志望については、あわてなくてもよいが、それを考えると、私はとても、あわてずにはいられない。先生から送って下さった、ルソーの『懺悔録』を読んだ。ルソーの一生を基準として、人生とは何であるかを考えた。人間は自分の望んだことは皆行なえないだろうか。ルソーは秘書官にもなれず、音楽家にもなれず、そして文学者になりきることもできなかった。私達は眼前の小さい完成から完成へ進んでいけばよい。私達にはもう生れる前から運命がきまっていて、結局は運命の命ずるままになってしまうのではないか。ここまで考えて私は、いやそんなことはないと信じられなかった。それ以上幾何を証明するように考えることはできなかった。［**宿命論は私たちがつねに最も排斥するものである。**］

二十八日　午前歯医者へ行った。ほとんど残像はない。今日は顔の赤くなる日だ。百姓に会っても赤くなり、娘がすれ違っても、火照《ほて》ってきた。歯医者のところで挨拶しても赤くなった。帰りには、この哀れな自分をもっと苦しめてやりたくなって、停車場へ行った。汽車へ自分の顔を乗せて、うんとなぶってやるつもりであった。発車まで一時間半もあったので、また歩いて帰った。途中赤くなった。先生の「必死必生」を思い出して、わざと赤くした。恥ずかしくなかった。

午後労働をした。一緒に働く娘に、「顔が赤いか」と聞いた。「赤いわ」と答えた。「眼につくほど赤いか」「いいぇ眼につくほどではありません」「赤い顔と青い顔どっちが嫌いか」「青いのは全く厭です。田舎の人は赤い顔が好きです」。「東京の友達は、赤い顔をする人間をなぶりものにするよ」と、いいたかったがよした。

夜、宿の婆さんがやってきた。また例の一件だなと思った。赤い顔が一層赤くなってきた。私は腕を組んで、顔に一杯、電気の光を浴びていた。赤くても恥ずかしくても、心おくれもしなかった。「漸く全治の境に近づいた。自ら測量すること、ことさらに努力することも追々となくなる。」

午前歯医者へ行く途上、こんなことを考えた。私が文科へ行きたいのは、あるいは至当でないかも知れぬ。私が先生に修養して頂かなかったら、私はおそらく神経衰弱のため、文科どころの騒ぎではなかった。そしてまた先生のところへ行けたのは、父がやってくれたのである。父は私をどんなことがあっても、商人にすると力んでいる。今私が父に背いたら、私は最も悪むべき忘恩者の名を受けはしまいか。今の私は私の私でなくて、父と先生との所有している私ではないだろうか。私にはもう自由な意志がないわけである。真の子の愛とは、自分の意志を捨てて、全く親のいうがままになることではないか。キリストの愛も、そういうふうに解すべきものではないか。芸術を捨てて、父の命ずるままに、商人になって一生を送るとする。こう考えると苦しくなる。そして私は生きた木偶《でく》、呼吸をする土偶になってしまう。いやそんなことはない。私は商人としての生活を考えてみた。ゆたかな衣食住以外、どんな生活がある。それから温かい幸福が湧いてくるとする。ミレーの伝記を読み、ベートーヴェンの一生を知っている私は、とてもそんなものが真の人としての生活であるとは思えない。しかし今日は父の命ずるままの学校へ行こうかと思った。「この問題、この煩悶は、すべての人に、馬鹿でない限り、誰にも一度は起ることである。君一人のことではない。これを解決するものは哲学ではない。実際である。理屈に偏したときは、同一のことが愛とも憎しみとも、悪とも善とも、解せられる。実際は思ったよりも簡単である。しかも最も難しい理屈を超越している。およそ人が、その人の人生をつくり上げるものは、その人の人格そのものである。あながち文学を勉強したからとて、真の詩人とはなれない。また商業を修めたからとて、必ずしも成金になれるものではない。いかなる境遇に生れ、いかなる教育を受けたにしても、必ずその人の本性は発揮されなければやまぬ。これがほんとうの人格である。つくった詩人よりも生れた詩人が尊い。鋳型に入れた宗教家よりも、発心した信仰でなければならぬ。あるいは科学に身を立てた哲人は、文芸にかぶれた詩人よりも尊いかも知れぬ。たしかクレマンソーも、もと医者であった。ダーウィンもはじめ神学校を出た。シラーも軍医であり、ゲーテも生理学者であった。またエジソンは少年時、郵便局の給仕であった。私は君を商人にしたいとはけっして思わぬ。父上もまさか無理にもとは思うまい。しかし一方から考えれば、私は君に対して、君の文芸にあこがれる心を満足させたくない。その前にまず着実なる実際家となる地盤を作らせたい。山吹のような哲人にしたくない。スイミツ桃のような詩人にしたい。ではどうすればよいか。それは君も知らぬ。私も知らぬ。それは君のいわゆる自由意志ではない。神の意志である。境遇に適応する心である。」

二十九日　歯が痛くて、一日くさくさした。ルソーの『懺悔録』を読み直す。午後収穫を手伝った。仕事をすることは愉快である。しかし私の気は重い。ごく淡い淋しさと悲しさと心配とが混じて、一種異様な気分が出来た。［歯の痛みから起こる精神的な反応である。］

　県道で前田の主人と立ち話をしている男があった。私は藁をしまって、小路から見ていた。「この村では大臣が来るのに小学校の生徒が出迎えなかった」とか、「あゝ、涙に堪えなかった」とか、「村役場へ駆け込もうと思うが村長がいない」とか、悲憤しているところは、まるで駆け出しの壮士であった。私は嗤笑してやりたい気がした。突然ギョロッとした眼で私の方を見て、「野郎来い、来い」といわれたときは、全くギョッとした。彼は私の心を見通して、あの太い杖で自分をどうかするつもりかと思った。居合わせた人の視線が私を赤くした。セルフ・コントロールを失った。彼は私に対していったのではなかった。彼の犬が私の後ろにいたのだ。後で聞いたら、彼は半狂人だそうだ。狂人に睨まれたら赤くなるのも当り前だろう。しかし気が弱い。そしてこういう人達を扱っている先生も、ずいぶん気味が悪いだろうと察せられた。教師に睨まれるのと、狂人に睨まれるのとは同じである。家へ帰っても、婆さんの顔を見ると昨日のことが思い出されて厭な気がした。人生はこういうことで一杯ではないだろうか。東京へ帰りたくなった。

三十日　今日は十一月の最終日だ。何の感慨も起こらなかった。どうせなるようにしかならない。いくら、せいてもあわてても、流れ着くところにしか流れない。大きな渦巻きがあって、それは黒くて悪《にく》むべき渦巻きである。人は皆その渦巻きに巻き込まれようとしている。ちょっとでもよいから渦から逃れようとしている。良心の強い人間は、最後まで水の底へ潜りっぱなしにはならない。すぐ浮かび出る。しかし結局は死という鳥が飛んできて、浮いている人間をさらっていく。

夕方四、五人の若い男が、変な服装で、ラッパを吹いて村へ来た。今晩映画があるそうだ。私は二階からその男達の歩くのを見た。あんな馬鹿なことをしていたって人生は人生だ。あの人達だって生きているのだ。そして人生とは何を目的としているのだろう。雨雲に包まれた山々を見ながら、空想に耽った。

十二月一日　東京へ持って帰るつもりで串柿をこしらえる。

二日　午前中は、前田の主人と芋掘りに出かけた。何だか気まずい。なぜこんな気分が続くのか。考えてみてもわからない。複雑微妙な人の心理だから、わかる道理のものではない。神経の先がチクチクする。

二時頃歯医者へ行った。途中でチョイチョイ赤くなった。自分で今日は赤くなるなと思っていると、果して赤くなる。それが実によくわかる。「**わかるはずである。予期恐怖で自ら起こすのであるから。**」患者が四、五人来ていた。顔が熱くなった。皆がジロジロ見るから、室の隅へさがって視線をさけた。熱いのは治ったが、神経はちょっとした動機にも、赤くなるように待ち構えている。赤面恐怖が頭の中に一杯になっていた。別に恥ずかしくも、恐ろしくもなかったが、生きていることが淋しくなった。帰ってから、籾殻打ちの手伝いをした。なぜ厭な気分になるかを考えた。私と前田さんとは赤の他人である。どんなに親密にしても、四十歳の男と二十歳の少年とは友人となることができない。私はあまりに多くを要求し希望し過ぎた。私はいくら仕事をしても、それは一つの遊戯に過ぎない。彼は職業をしている。私は手伝いをしているよりは、むしろ邪魔をしている。そして彼は「有難うございました」と一々礼をいわねばならぬ性分である。私は彼の仕事の全部を手伝おうとしている。彼はなるべく仕事をさせまいとして、「およしなさい」を繰り返すのは当然である。それでこんな厭な気分が湧いてくるのだろうか。いや私にはとても説明できない。

夕暮の暗い室の中に横になって、大声で歌ってみた。自分の声が、空虚な淋しい歌を出すので、よしてしまった。雪でも降ったように外が白い。月の美しい夜だ。夜前田へ遊びに行くのが、どうしても苦痛だ。我慢して行った。すぐ厭になって帰る。そして中村屋の婆さんと話してみた。これも愚鈍な話だから、二階へ上がって眠る。

三日　朝起きても先日中のように気が晴々しない。額から頭へかけて火照る。今日一日もまた赤くなる日であると予想する。[毎日顔の赤くなるのを測量している。赤面計という器械である。]朝前田へ行って、妻君とお鶴と二人で米をついているのを夕方まで手伝った。主人がいないと、「およしなさい」というものがないので、うれしい。私の手足が一番冷たかった。手足へ行くべき血液が頭と顔とへきているに違いない。

米をつきながら、メーテルリンクの『青い鳥』を読んだ。ずいぶん教えられた。感激さえした。人生の目的は、確かにあの青い鳥をつかまえることである。あの青い帽子を被って、世界中の生物無生物の精を見抜くことである。もし私が一個の商人になったとしても、あらゆる生物無生物の精を見抜くことができたら、とくに芸術家というレッテルのつく人間にならなくとも、私は美しい有意義の生活ができるであろう。そしてこれがすべてであろうか。

しかしやっぱり病は恐ろしい。間歇泉《かんけつせん》のように一カ月のうち幾日かは、赤面恐怖が激しくなるようである。注意して見ると、髪の伸びた頃が最も度が強いようである。床屋へ行くのが恐ろしいのに関係しているかもしれない。明日あたりは行かねばならぬかと思うと厭になる。そして煙草のことが気になった。先生から何の返事もないのに〔零細なことに拘泥する必要がないから、わざわざ返事しなかった。読者に対して一言する。これは不問療法といって、患者が些細なことを気にするのに対して、ことさらにこれを不問に附して拘泥を去ろうとするものである〕毎日食後に一本ずつ吸っている。あるいは実際に毒があるだろうか。〔いい加減に解釈していればよい。私も知らぬ。もし医者が毒であるというならば、それもいい加減な口実である。〕

四日　朝から腹工合が悪かった。床屋へ行った。また真赤になることを予期した。覚悟をしたような心持ちで、暗いガラス戸を開いた。鏡の前へ坐ったけれども、赤くなりもしなかった。そしてホッと安心した。どんなに嬉しいことだったろう。

五日　一日中、うんと労働した。夜は前田へ招かれて御馳走になった。昼食を食い過ぎて、胃が痛かったけれども、患らうつもりで食った。酒も飲んだ。生れてこれが二度目である。五勺ばかり飲んで、好い心地に赤くなった。煙草ものんだ。悪いことでもするように思われた。夜中に腹痛で眼が醒めた。

無意義な一日を送ったものだ。腹が痛いのに、なぜ患らうつもりで大食したのだろう。一体患らうことが恐ろしくなくなったのであろうか。酒や煙草をのんで、頭の悪くなるのが心配になららなくなったのであろうか。何という馬鹿な話だろう。**［病を恐れるからわざとこんなことをする。気にとめぬ人は自然のままでも、無理もしなければ拘泥もせぬ。］**

六日　今日は一日、娘と二人納屋で藁をたたいた。一日中歌を唄い通した。こんなことをして暮らしている自分を顧みると淋しくなる。湯へ入ってから我慢して飯を食った。まるで腹の調子が狂ってしまった。へっているのか、くちいのか見当がつかなくなった。果して腹が痛くなった。今日位屁をたれたのは生れてはじめてである。三十分間に七ツ勘定をした。この割合にしたら一日中どの位したかわからない。しかも破裂するような音なので自分ながらあきれた。**［赤面計、病気計、感覚計という器械である。］**

七日　今日は一日断食して寝るつもりだ。いろいろ考えた。病より自分の将来を考えるのがつらかった。先がまるで茫として、何が何やら見当がつかない。**［見当がつくのは、出たらめな易者ばかりであろう。］**二時に起きて、安倍川餅をこしらえて食った。また前田へ行って藁をうった。

一月から学校へ行かなければならなくなりましたが、私に学校へ行ける勇気がありましょうか。**［勇気はいらない。ただ行けばよい。］**

残像や彩塵は相変わらず盛んです。別に気にもなりませんが。ときには淋しくなることがあります。いつまでも忘れずに視えるでしょうか。**［つねに注意していればしまいには忘れる。毎日勘定してはいけない。］**

この頃は父から金を貰ったり、養われたりしているのが、悪いこととして心をとがめるのです。親の恩に感激しながら、一面親の生活の方法に対して、不満と不平を抱く二つの感情が打ちあって、こんな奇態な心が湧いたのです。私は物質では貧民でもよいが、頭では富豪になりたいのです。［頭の——心の——貧しきものは幸なり。］父はそれと反対の願いをもっています。絵を買うのを見ましたが、父は絵より落款《らっかん》を買う種類なのです。［君は芸術品を鑑別する力がありますか。］父は人間が生きていくのに、地位と財産と名誉とが最も大切であると話してきかせました。私はそんなものは、一番下らないものだといって叱られました。［地位とは、身心の修養の高いもの、財産とは、衣食その他の必要と欲望を満たし得る有形無形の材料と手段、名誉とは、良心に疚しからぬことで、人生に最も大切な三条件である。］私はこんな気まずい心がありながら父が恋しくてならないのです。この矛盾が、私を、私の病に対するよりも苦しめます。この矛盾はどうしたら消えるでしょうか。［恋しいから怨むのです。他人ならば、怨みも何ともしない。言葉に拘泥するから矛盾に見えるのです。］

私は父には、苦しい頼り方をしています。そのほかに先生にだけ頼っています。私は別に友も親類も相談相手になってくれる人はないのです。淋しくてならないのです。［君は神を信ずるとのことであったが、神を信ずるものは、孤独の淋しさというものがない。人は神の子である。神に近いものである。人を頼らず、友を頼らず、親戚を頼らず、親に頼ることのできぬ人は、神に頼ることのできぬ人である。したがってまた自己を信じない人である。君が友人、親戚を信ずることができなければ、君が神を信じ、私を信ずるというのは偽りである。もし神も私も君の思う通りにならなかったときは、ただちにこれを排斥するであろう。神も父も己れよりは偉大である。――この説明はちょっと手短かにはできない。」

八日　霧が晴れかかってきた。赤インキ（私が赤インキで書き添えたもの）は朝日のような輝かしさに霧を晴れさせてくれた。

岩の上に坐って、渦巻きゆらぎ、沸き立っている波を見た。そして海や空や波や日光と話してみようと思った。が、私の心はとても暗くて何の内容物もなかった。ガランとしていた。

夕暮れて波の音が恐ろしくなって、あわてて絶壁の下から立ち退いた。[自然は雄大である。詩である。君は自然の詩人である。世の実際の上にこの詩情を育成したい。」

九日　米をつきながら、すばらしい声で歌った。そして淋しさを消した。[わざとらしい。真面目に淋しむがよい。鮎のウルカのような味がある。」

十日　働いた。それはそれは眼の廻るほど働いた。しかしあのうっとりとするような疲労が湧いてこない。淋しい位だ。健康！　祖父から小包と手紙とがきた。紅茶と砂糖とが愛情という封皮に包まれていた。金も入っていた。わけもなく人が恋しい。会えばまた孤独が恋しくなるであろう。しかし早く東京へ帰りたい。[「わけもなく…」名句である。富めば清貧がゆかしく、貧すれば富をうらやむ。人情の自然が立派だ。やはり自然は微妙雄大である。禅の語に「人無き時人あるが如く思え。人在るとき人なきが如く思え」ということがあるが、むしろ人工的小細工である。」
十一日　久枝の海へ貝を拾いに行った。若い日の悔恨の苦悩と、淋しいあこがれ、消えそうな淡い希望とを破れ貝の銀色の中に止めておこう。じっとして動かない空、そしてユラユラゆれる海、青い色、水平線の上に薄い三崎や大島、そしてじっとして眠っている帆、その真の美に酔うにはあまりにも穢《きたな》い苦しい自分ではないか。芝生に寝転んで大きな声で歌った。手を組んで祈った。この海を越えて人々は都で何をしているか。そしてこの俺はどうだ。百姓が不思議そうな顔をして私を見にきた。気違いだと思ったのであろう。砂丘を越えて帰る。宇宙はこんなに美しく大きいのに、時はこんなに永く速いのに、父は何だって社会を重く見るのだろう。「何だって父をこんなに難しく見るのだろう。」誰かは、「社会を研究するよりも自然を見よ」といった。「今の社会の制度は皆間違っているとキリストがいった」と、トルストイは彼の『わが宗教』の中に書いた。文明を呪っている彼の書物も、やっぱり輪転機によって印刷され、書店に飾られた。今日の文明を呪っているものの、そこに何か錯誤がある。それでこんな矛盾を生じたのだ。「人の思想にはパラドックスが多い。自然はつねに真である、美である、動物界の現象も自然である。人間社会の現象も自然である、物価騰貴も自然である。何だって死んだ貝殻、遠く眺めた山海、我に関係の遠いもののみが自然であろう。かの岩壁をたえず洗い流している波は自然である。われわれの自然を大きく且つ細かく観察するとき、たえず人は努力、奮闘しているのが自然である。」

母から手紙がきた。二尺ばかりの手紙をはじめは流し読みして、継母に対して、わざとらしい愛情を蔑《さげす》み、幼い頃からの母の感じの悪さを思いめぐらした。二回目に精読した。私は継母に対して、こんな気まずい感情をもっているのに、継母は誤字だらけの手紙を書いて、体を大切にしてくれと、細々と注意してくれるのを比較して恥ずかしくなった。クリスチャンの私と無宗教の母とを比較してみると、母の方がずっと愛を知り愛を抱き、よほど私より宗教的な心をもっている。そして今まで気にとめなかった彼女が私にしてくれた親切なことどもを想い出した。顔が赤くなって、あぶなく涙の流れるところだった。今まであんなに偏した感情をもっていたのを恥ずかしく感じた。「我に愛なければ、他の我に対する愛に気づかない。」こうやって親身のものから遠く離れて、孤独の生活をすると、何もかも愛さずにはいられなくなる。芸術のためには親も捨て、罪人とも呼ばれようなどと、強そうな偉そうなことをいっていたのは、確かに半分は病気から、半分は神経衰弱に、生噛りの文学が、注文したように、うまく適合したためであった。それから小説の乱読が頭を変にしたかも知れない。ロマン・ロランの新英雄主義に、拳を振って天に声を挙げたりしたのだ。そして、どうかしてロダンやミレーのような境遇へ自分の境遇をつくりかえようとして、あせったり、苦しんだりしたのだ。いま父が胡沙（蒙古の砂漠）吹き凍る中国で、病気になって苦しんだり、私達を日々夜々心配しているのを想うと、何を捨てても、父のため、母、祖父母のために尽くさねばならない。「この心持ちを起こすに至ったのは神の配剤である。この心を失ってはならぬ。トルストイの『わが宗教』を読んだならば、我執を捨てなければならぬ。君のこの現在の状態は、神経質性過敏であって永くは続かぬ。また何かのことがあれば、前の怨みや反感が頭をもたげてくる。で、この愛情と反感とがチャンポンに行けばよい。あまり拘泥してはいけない。」

しかし私はあの憧憬し抜いた文学者生活を捨てるのか。ロダンやミレーや、ドストエフスキーのあの美しい苦悩をいかに羨望したことだったろう。そしてついに苦悩の享楽のできない凡々たる生活に入るのか。凡々たる生活、何という淋しい字だろう。苦しい眠りに落ちる。「芸術心を捨ててはならぬ。ただ世路の艱難《かんなん》をなめて修養時代を卒業せねばならぬ。でなければ社会の有害文学者が出来るだろう。世にはアザミの花のような文学もある。憧憬、羨望は房州の海や遠山の美にあこがれるようなものである。海の波はたえず岩壁に衝突して、ここに美がある。しかも波はこれを享楽もしなければ苦悩もしない。享楽をあさるために、人はますます堕落の淵に臨むのである。君の赤面恐怖は、人よりも強がりたいという欲望、心が安楽になりたいという欲望の過重からであった。苦悩を苦悩としてこれを苦悩したときに、その苦悩を忘れたのであった。凡々たる生活？　人は万物の霊である。その人間の生活が何で凡々であろう。われわれは遠く羨望するから、蝶の舞、蟻の働きが自然であり、真である。我執の欲望が強いから、ただ自分だけが独り苦しい。穢い思想のパラドックスが起こるのである。われわれは万物の霊である。大自然の発動である。山や海やにわが霊を附与してこれを美化してやるのである。」

十二日　起きれば美しい未明であった。久しく会わなかった、なつかしい冬の朝だ。星がキラキラ光っている。海岸へ出る。三崎半島には、もう朝らしい明るい光が芽ばえている。灯台がまだ光ったり消えたりしている。

午前中は麦畑を耕した。サクサクと快い鍬の音が、むやみになつかしくなってきた。昨夜は父母に対して、あんなに感激したのに、今日はまたもとの愚昧さに焼きがもどった。しかしまたすぐ父母が恋しくなる。半日農事で、体は綿のように疲れ、精神は思想と感情との衝突で渦巻いた。そして一歩一歩ある解決に近づいているとは気がつかなかった。先生から日記がもどってきた。例の通り赤インキの跡をむさぼるようにして駆け廻った。私の頭は今二組に分かれている。一つは父母の愛に、ありのままに抱かれようとする心、今一つは猪突的に芸術に進もうとする心である。五分ばかり先生の文を読んだだけで、第二の組の心はガンと打ち砕かれた。「この度し難き愚物め」と大喝されたように、びっくりした。たまげるとともに、今まで隠れていた真の自分が、心の隅から飛び出した。真の自分は「芸術だ芸術だ」と足も空に駆け廻った、あんな浮気なカラ元気ではなかった。飯を食い始めた。「あなたは芸術品を鑑別する力がありますか。」先生の言葉を想い出して、顔が真赤になった。無惨にも私の仮面は打ちはがされた。もう恥ずかしくて

恥ずかしくて堪えられなくなった。畑へ飛んで行って、土をむやみに打ち歩いた。「あなたは芸術品を」と頭へ浮かんでくると、「ウンウン」とうなって、全身の力で地を打った。そのうちに心が次第に落ちついてきたから、また考え出した。

要するに私はうまい工合に、芸術という仮面を被って、愚かな弱い自分をごまかしていたのだ。哲学概論に一日かそこら頭をつっこんだり、まとまりもしない評論を読んでは、むやみに感激して赤線を引きまわしたり、トルストイが何といった、ベートーヴェンが何といったなど、片言ばかり書き集めて、あやしげなる芸術の仮面をつくりあげて、それで醜い自分の顔をかくして、父にはむかったり、友を嗤笑したり、ああ腐った社会だのと悲憤したのだ。

「文学をやったからとて、必ずしも真の詩人にはなれない」と赤インキはマグネットのように私を吸いつけ、そして首肯させる。弱い弱い俺は、もう俺の信じている道へ進めないのか。「文学もこれを売らなければならぬとき、商人よりも卑しく、放縦なるわがままを書くとき、狂人よりも危険である。」

仮面を剝がれた私の心は、醜いかと思ったら、かえって美しい心だった。その日、親と子の心は千里も離れていながら、ピッタリと合ったのである。仮面のとれた私の心は、やっぱり静かに神に礼拝していた。神の命ずるがままに、親に何らの譲歩も求めず、ただ歓喜して親の愛に浴していよう。商人という外形の人間になるとも、永遠に私の心は美しい芸術に向かって、枝や葉を伸ばしている。花が咲くか実がなるか。そうだ。それは私の知ったことではない。神の知り給うことなのだ。ああ神は讃《ほ》むべきかな。永い永い偽りと高慢と愚昧との霧は、静かに、ちょうど今朝の未明のように、神の愛の光によって、消えて行った。似而非芸術の偽瞞と愚昧の苦悩は今ようやく終りを告げて、美しい心は再び芽を吹き出した。この二十歳の淋しい秋を永遠に忘れまい。ああ神は讃むべきかな。静かな眠りに入る。

十三日　先生はお前の価値はこの位だと一言もいわずに、私に私の価値を知らしめて下さった。何らの失望も伴わずに——私は英雄でも豪傑でもなかった。純な弱い子供だったのだ。人生があって芸術があるのだから、いかほど芸術を追い廻しても、人生に落伍したら何になろう。人生は愛によってはじめて存在するのだ。愛は親を愛することから始まる。父母へ手紙を書かずにいられなくなって、長い長い手紙を書いた。優しい父母と手を取り合って、新しい望みに向かって進むのである。私はあなたの望まれる通り商業を修めます。私達は再び幸福になるでしょう。病はすっかり治りましたと書いた。父よ、ここまで漕ぎつけるには、どんなに苦しんだことだったでしょう。先生は静かに私をここまで連れて来て下さったのです。神も私の心が柔順になったのを喜んで、私達に限りない恵みを下さるのでしょう。親と子が心から愛し合うより美しいこと、幸福なことはないのです。父は今夜きっと私の夢を見るに違いない。

赤面恐怖症などは恐ろしくも何ともない。気にもならない。私には父と母とがある。私には師がある。祖父母があり、兄弟がある。私は堪らなくこの人達が恋しい。この人達も皆私を愛してくれる。

私は意志が弱くて、親のいうままになったのではない。私が親に反して無理に文科に行ったときの苦悩と妥協して商科へ行くのではない。何といってよいかわからない。要するに仮面がとれて、親に対する愛の方が、芸術を憧憬するよりも強いからである。

十四日　私の隣室へ客が一人来た。四十四、五に見える丈の低い青白い顔の男だ。丸い猫背やどんぐり眼を見ると病気があるに違いない。午後になったら、熱でも出たらしく苦しがっていた。ゴホンゴホンと咳をする。夜前田へ行ったら、主人が驚いて「弱った奴が来た」といった。そして肺病患者ということにした。私は何とも思わなかったが、彼は大変心配して、伝染しては大変だ、話をしてはいけない、食物を貰ってはならぬ、その人が湯に入ったら、けっして湯に入ってはいけない、構わず一番先に入ってしまえ、同じ洗面器では危険だから、毎朝そっと知れないように私のところへ洗いに来い、などと仰山な注意をしてくれた。そして肺病患者の例を引いて、恐ろしいことばかり話してくれた。私も薄気味悪くなった。夜遅く帰ったら、隣室から寝息が聞こえる。恐ろしくなった。あのどん栗眼の青白い顔の上に、死神がじっとかがんでいるのではなかろうか。私の母は肺病で死んだのだから、私にも遺伝がありはしまいか。そしてあの男の肺を洗った空気は、欄間から、私の室へ流れ込むだろう。小きざみに息を吸えば大丈夫だろう。そのうちに胸が苦しくなってきたから、あわてて床へもぐり込んだ。隣室の男の顔を想い出した。声をあげて神に祈りを上げた。が、なかなか眠られない。前田さんがあんなことをいわなければ、私もこんなに恐ろしくなりはしなかったろうに。

父から英語の練習にとて、英字新聞を送ってきたから、午後の暇に読んだ。

十五日　隣室の仮定の肺病患者の使った洗面器は危険だから、前田へ顔を洗いに行った。中村屋に帰って朝飯を炊いた。早く帰京して婆さんの支度してくれる温かい飯を食いたいものだ。二十三日に弟が来るそうだが、それまで待つのが厭になった。下痢が始まった。隣人も下痢をした。オヤオヤと思った。午後の曇った畑で、お鶴と主人とが、ねぎに肥料をやっていた。ねぎの緑が気持ちの悪い色だった。生垣の向こうを白豚が通った。かみさんと子供と二人で鞭で打ったり、芋を見せたりして、愚かな肥えた動物を連れて行った。豚はなかなか歩かない。主人は突然こんなことをいった。「良い馬だって、歩かなければ一丁だって行けません。あんな豚だって一生懸命になれば、次の村まで行けるんです。」やがて愚鈍な獣は村角を曲がった。「だけれど前田さん、豚は誰かがひっぱたいたり、押したり、芋で釣らなくては、一間も進めないんです。」私も何だか自分が豚のような気がした。晩飯は食わずに旧約聖書を読んだ。

十六日　昨夜食わなかったから腹が減ってたまらない。そしてなかなか水が冷たい。飯を炊くのが厭になったから、前田へ行って馳走になった。

十七日　胃の工合が悪かったが、今朝は下痢になった。構わず、アスパラガスの畑へ仕事にいった。地中に深くもぐっている株を掘り取るのは、かなりの仕事である。下痢をしたが別に身体が疲れもしない。飯も普通に食った。婆さんとお鶴と私と三人で仕事をした。二人は××の妻君の批評を始めた。一々例を挙げて、妻君は薄のろで、怒りっぽいのは村で評判である。吝《けち》で朝寝で、マア人望という点から見てはほとんど零であるそうだ。私も一緒になって笑った。

日記をつける暇がない。起きてから寝るまで、働き通しである。ブラブラしていると気持ちが悪い。もう帰京も近日中だ。赤面恐怖ということはほとんど考えつかない。

十八日　昨夜下痢をして起きた。朝早く起きて前田へ麦まきに行った。雪のように霜が降った。なかなか寒い。太陽がまだ畑へ光を投げないうちから畑を耕した。日傭いの婆さんが手が痛いというから、見たら手のひらの皺という皺が、古い鰐皮《わにがわ》のように割れて中から紅い肉がのぞいている。北風が、それにしみるのである。気の毒でならなかった。毛孔から油が出るほど、美味《うま》いものを食って遊んでいる人間があると思うと、こんな百姓女もある。なぜだかわからないが、この婆さんのように、虐げられて生きている者の方が、真の人間らしく思われる。私は半分道楽同様に働いているが、この婆さんは死ぬために働いているようだ。閣下、殿様で、悠々として生きている人間も偉かろう。しかしこの婆さんは、人類のどれだけの力であるか。彼女自身も知らず世の中の人も知らない。生れてからこの村十里外へ出たこともなく、春がくれば麦を刈り、夏がくればならない。それにしても、手に生きたと思ったことにもなる。秋は米をとって、都へ送り出す手伝いをして、一生人類に捧げた功労を誰もねぎらうものもなく死んでいくのだ。

　麦まきが始まった。私は肥料がかりであった。手についても別に穢いとは思わなかった。下痢がまだ続いているから、体はヘトヘトに疲れた。疲れることと苦しむこととは、神様が下さったもののうちで、一番有難いものに違いない。また××の妻君の悪口が始まった。私は忘恩者ということを思い出して口をきかなかった。

　夕方鍬をかついで野道を帰った。枯木のような婆さんの後ろ姿を見ると悲しくなる。神には不公平はないはずだ。「お前は一生を食うことに費さなければならない。病気になって死ぬ前の日まで、土を打っておれよ」と神は不幸をこの人にくれたのだ、夏の炎天と冬の氷とは、確かに苦痛だろう。しかし神だってこの婆さんに幸福はくれるはずだ。疲労と空腹と放心とが何よりの幸福であろう。ある者は怠惰と満腹と貪婪《どんらん》とを幸福だと思って喜んでいるだろう。人生は疲れる、苦しむことである。それ以外に、何ものでもないだろう。疲労と苦悩とが真の幸福である。「疲労と苦悩とを苦労としないものが幸福である。」私は今朝、婆さんが痛いといって見せてくれた土だらけの手の平と、それをのぞき込んだ私の姿とを忘れることはできない。友人の一人が、学校をやめて実業につくとき、手紙をくれた。その中に「人生とはただ働くものだ」と書いてあった。事実にぶつかったとき、人は真理を吐く。机の上で、でっち上げた真理は厭である。大きな声で、真理だ芸術だ宗教だと騒ぎたてる必要はない。神はこの婆さんのように働く人、黙って神を礼拝する平凡人を最も愛し給うであろう。私は婆さんの丸い背を見ながら、「平凡人の誇り」をつくづくと感じた。私も平凡人になりおおせたいものである。

十九日　朝は相変わらず寒い。昨夜も下痢で起きたから、体はひどく疲れている。便は水のようになった。減食して麦畑を耕しに出た。一鍬打ち込むのも難儀であるが、せっかく今日で麦まきも終るのだから我慢をして働いた。前田さんもたって午後は休めというから、家に帰って寝た。彩塵が実に鮮明である。神経も過敏である。これだけ疲れたのだから当り前である。ときどき赤くなったが何ともなかった。身体もこれだけ強くなれば申し分はなかろう。

先生の御指導によりまして、やっとこれまで漕ぎつけました。私は文学を捨てて商業に向かうつもりであります。父母や祖父母は、どんなに喜ぶことでしょう。私は商人になることが淋しくてたまりません。あの婆さんのように平凡に働いて死ぬつもりです。しかし私はけっして神を一日でも捨てません。無理に芸術を、例の似而非芸術を崇拝はしません。

「婆さんは人生の模型です。最も単純に還元された標本です。平凡というのは奇警突飛でないということです。しかもこの模型の中に大人生を収めています。「一寸の虫にも五分の魂」というのと同じ意味です。婆さんにも愛はあります。苦痛もあります。お萩の餅をこしらえ、人に御馳走して自慢もしましょう。孫に綺麗な衣服を着せてやりたいでしょう。ときどきは神の名を呼ぶこともありましょう。もし婆さんに五分の魂がなかったら、死ぬために働いているようなありさまにはなりません。養老院の厄介物になります。婆さんは自ら知らず識らず、人類のために尽くしています。人類の指導者であります。婆さんの「自慢」は君の赤面恐怖です。婆さんの「孫に美衣」は君の芸術であります。人前で赤くならなければなりません。客観的な婆さんと主観的な婆さんとは、全く違います、学ぶところは、獲得すべきものは、外観平凡に見える婆さんの主観であります。苦痛を苦痛とも思わず、努力しなければならぬと奮闘するでもなく、何とも思わず、婆さんそのものが努力そのものであります。理屈ではない事実である。こういうとき君の赤面恐怖は今や念頭を去り、君の芸術心の発動は君の商業、君の人生の上に現われて、婆さんのひび割れの底の紅い肉が、深い印象を君に与えたように、社会の人類を済度せずにはおられません。これが真の芸術であります。」

房州へ来てから、どれだけ頭が良くなったか私にはわかりません。［婆さんは、どれだけ人生に尽くしているかを知りません。］一カ月半ほどの田園生活で得たものは、ただこの日記一冊に過ぎません。［婆さんが人生で獲得したものは、その鰐皮のように割れた手に過ぎません。］この数日で帰京しますが、私は何ものをも得なかったようです。神経質が全快したとは思われませんが、別に悲しくも心配でもありません。［これが全快です。何ものをも得なかったのが大きな賜《たまもの》であります。もし君が予期した通り、人前で顔が赤くならないようになったらば、それは無恥堕落の人となり終りましょう。もし君がある芸術心を満足したならば、それは玩具の人形のようになったでもありましょう。何ものをも得なかったために、君は大きな力を得ました。それは君も知りません。ただ君の将来に大きな豊富なる人生が開けました。ただ神が知っています。ああ神は讃むべきかな。」土で黒く荒れた手を見ていると、人生の寂寥が浮かんできます。東京へ帰ってお話をうかがいます。

翌年三月はじめの彼の手紙には、「私は毎日上野の図書館へ行きます、赤くなるが、先生の『堪えよ、突入せよ』をモットーとして、赤くなろうが、青くなろうが堪えます。今では恐怖はしません。終日勉強しますが、注意が心地よく集注してくれます。知らずに一頁を読むということは一度もありません。今気がついた位です。帰る道でも、自分には何か良い素質があるんだと自信を着々摑みかかります。いたずらに叫びを上げたり、大地を叩きつけてもけっして大きな人間ではないと思います。黙って笑いながら人々の間に隠れていても、大きな人間になれると思います。……芸術家を熱望するものが、商科に入るのは、別に矛盾したことではありません。この考えを摑むに至ったのは、全く先生の御助言によるところが多いのであります。……学校が始まったときを想像すると不安になります。今日も電車で、隣へ美しい方に坐られたとき、心臓は馬に乗ったときのようにドッドッドッと跳ね上がりました。堪《こら》えます。この苦痛を堪えぬければ、どんな艱難だって恐ろしくはないと勇気がついてきました。……」とあった。

患者は三月末には、商科大学に、上成績で入学した。

同年十月の彼の手紙には「……一学期は、かなり幸福に学校へ行きました。成績は全科目が皆優になりました。……ところが今月のはじめに胃を悪くし、学校を一週間も休み、一貫目も減りました。さらに感冒で、ひどく発熱しました。その後続いて頭が痛く、神経は一層過敏で、例の赤面恐怖がまた頭を上げてきました。赤くなることはあるいは再発かも知れません。しかし私は去年以来、じっと耐えて嵐の通り過ぎるのを待つことを知りました。去年では電車、劇場、学校、会合等を考えると、頼りない戦慄が頭をかすめました。今はそれが全然ありません。去年と今とでは心の置場が、まるで変わってしまいました。……」

読者はこの例によって、いかなるところに着眼されるであろう。病は何のために治すか。目的がなければならぬ。すなわち薬なり催眠術なりを用いるにしても、たんにその容態を治すだけでなく、その人を治さなければならぬ。ここに人生観というものがなければならぬ。この例についても、教育にも宗教にも、大きな人生問題にも触れるところがある。とくにこの例において、読者の疑問とされるところは、この患者に対して、何故に芸術の方面に発展させる方法をとらないかということであろうと思う。もとよりこれは神経質という診断のもとに私の意見に従うところであるが、私はもとより浅学で修養のないものである。願わくば世の教育家、宗教家、その他人生問題に対して有識の方々は、幸にこのような実例について、抽象的でなく実際的に私の蒙を啓《ひら》き、御示教いただきたい。

ついでに最近の一例を加えたい。二十七歳、学生。多年いわゆる神経衰弱の症状で、その志望を達することができず、はなはだしく悲観していたのを、私の診察により治療法を授けたが、三週間ばかりののち、再来し、また左の手紙をよこした。

「……御教示により、平素の迷が覚めたような心地になり、その翌日から実行に取りかかりました。まず屋内の掃除から始めて、いろいろなことをやり出しました。家の人など気の毒がりますが、頼んでやらせてもらうようにしています。ときには飯炊きまでいたします。それから大工の真似も致します。傘棚、台所の棚、踏台箱（以上新調）、置炬燵、食卓（以上修復）等が主なもので、材料はあり合わせの板切れ、道具は炭切り鋸、小刀、金槌位のものです。目下のところでは……もう無病といって大威張りができるのです。……小生はこのたびの実験で、『一日為さざれば一日食わず』といわれた古徳の心境がいよいよ慕わしくなりました。『自ら実験体得云々』のお言葉がいかにも小生を納得させました。これはひとり治病の秘訣であるばかりでなく処世の要道であると思います。理屈が実生活を支配するには、実験体得を経ねばなりません。小生はこの頃信仰の問題についてもいろいろ悩みまた考えました。『煩悶即解脱』とか『葛藤を起こすな』とかのお言葉で、小生の心地は大分変わってきました。坐禅を捨てて念仏に走りました。真宗の教理を体得し得たか否かは小生にはわかりませんが、とにかく窮屈な考えはなくなりました。……」

16 神経質治療の実例

二十八歳、陸軍中尉、大正十四年七月十一日初診、診断、神経質。

父母存、第三子、従来著しい病気はない。

十九歳春、幼年学校三年級のとき、発病。後頭部痛、肩凝、ときどき眼前朦朧となり、記憶衰え、理解力不良となる。二十一歳頃、半年ばかり軽快したが、士官学校時代再発し、次第に不良となる。上長の人の前に出れば、どもり、顔面潮紅す。医療を尽くし、さらに大霊道、催眠術、鍼灸、オキシヘラー、ラヂオレアー、紅療法等をやったがすべて効なし。二十六歳痔瘻手術をする。

ついに不治を悲観し、もし治らなければ退職すると決心して、上京、私の治療を受けることになった。

身長五尺一寸八分（一五七センチ）、体格強壮、栄養良、心肺常、デルマトグラフヒー軽度、膝反射軽度である。

治療日誌

この日誌はあまり大部であるからなるべく省略した。［　］内は私が書き入れたものである。

臥褥《がじょく》療法、六日間。

七月十二日　午前、入院。袴を解く暇もなく、就床を命ぜられた。

臥褥中の注意は、洗面、便通、食事のときのほかは、つねに絶対臥褥し、その間、談話はもちろん、読書、喫煙、口笛等すべて心を紛らすようなことを禁ずるとのことである。

九年間、苦しみに苦しんできた自分の神経衰弱が、これで救われるのかと思うと、難破の舟人が、救助船を見た喜びも、こんなであろうとさえ思われた。臥床の第一、二日は、安堵の内に安らかに過ぎた。それは風濤に苦しめられた舟人が親船に助け上げられたときのような安心であった。

第三日以後、毎日、午後はやや退屈を感ずるようになったけれども、堪えられぬほどの恐ろしい退屈があるだろうと予期していたのに、きわめて凡々のうちに時日が経過していくので、少なからず力が落ちた。

［苦痛を予期すれば楽に、安楽を予期すれば苦痛がくる。四時間の汽車も二十時間の汽車も同様に、到着の時を待ち兼ねるものである。］

自分は常人と異なった性質であるのに、さらにそのうちの特殊の部類に属するものであろうと恐れたためである。……臥褥中両三度ばかり、不安が襲来した。九年間も苦しみ抜いてきたこの重症が、寝てばかりいて果して治るだろうかという不安である。……自分は頭の左半部が強く麻痺していて、ちょうど糊で張り固められた感じがある。臥床の第二、三、四日と次第に麻痺が薄れていくように感じて非常に愉快であった。しかるに第五、六日に至って、再び麻痺を強く感じて、注意はその方に集中するとともに、さらに病感を強めた。自分は次のような抗告さえ持ち出したくなった。「この頭の麻痺が除かれない間は、病覚は除こうとしても除き得ない」と。

七月十八日（晴）　起床第一日、体重十五貫六百匁（五十八・五キロ）

午前十時頃、起床の許可があった。起床後の注意は、何か特別のありがたいことばかりかと思っていたら、私のような意志薄弱者でも容易に実行できそうなことばかりであった。もの好きな私にも、より以上の好奇心は湧かなかった。

起床後の注意は

1　毎日、洗面直後と就寝直前の二回、『古事記』音読のこと。

2　臥床時間は七、八時間を超えないこと。

3　毎夕食後、日記を書くこと。
4　昼間は終日、戸外に出て、夜間は他の室に随意作業をし、けっして自室に閉居しないこと。
5　治療中はつねに談話、ブラブラ歩き、口笛、懐手、放歌、遊戯、体操、腹式呼吸等、すべて気紛らしとなるようなことを禁ずる。
6　起床後二日ばかりは、すべて筋肉労働、高いところの仕事、空を見ることなどせず、たとえば箒を持つ位のこともせず、草取り、落葉拾い、枯葉取り位のことをすること。
7　三、四日ののち、次第に箒で掃除、雑巾がけ等のような労働に進むこと。
8　二、三週間ののち次第に労働に心のはいるようになった頃より読書を加える。読書は随時、随所に書中のところを選ばず、また記憶、理解等に顧慮することなく読むこと。
9　これから数日ののち、買物等、簡単なる用事には、外出を許すこと。

等である。いよいよ作業に移ってみると、特別に変わった矛盾した考えが起こって、まことに心的に変化の多い一日であった。

はじめて庭に下りて、強い光線に浴したときには、何ともいえない愉悦の心であった。

植木の枯枝取り、蜘蛛の巣取り、落葉拾い等をしたが、最初の間は、何かしら無上にうれしかった。漸次に嫌悪の情が起こってきて、どうすれば能率を挙げることができるかなどと考えながら、手足を動かしていた。午後は嫌な気も起こらず、働きたいという心もなく、比較的永続して仕事をしていた。途中三回ばかり休憩したが、その間は頭部の麻痺が自覚されて、嫌な感じが胸一杯に拡がった。仕事をしていると、全く良い気持ちで頭のことなど忘れている。

仕事は時間がたつにつれて次第に積極的になった。はじめは木蔭ばかりで働いたのが、しまいには陽当りに出るようになり、また庭の隅々に分け入るようになった。そして枯葉がたくさんあり、蜘蛛の巣が多くあるほど嬉しく感じて元気が出た。

夜間の袋張りは、自分ながら不思議に思う位、根気よく続いた。

起床第二日（朝微雨、後快晴）　昨夜はあまり疲れたためか、睡眠が充分でなかったように思われた。しかし終日の労働に対して、このため影響を受けたことはなかった。もしこれが軍隊であったならば、睡眠不足という心が強く響いて、終日不愉快でなければならなかった。

午前は昨日のように蜘蛛の巣取りや落葉拾いにやたらに動き廻った。そして昨日と同様な愉快な感じを貪《むさぼ》った。

午後は非常な退屈を感じた。それは落葉拾いのため、腰に痛みを感ずるに至ったためである。今日位熱心に、一事に忍耐強くしたことは近来なかったことである。しかしはやく疲労したということは、一つに自分の性急な性質が然らしめたものと思われる。

夜の袋張りの際にも、上体を屈伸するたびに、腰痛を感じた。手の働くままに仕事をしていたが、いつの間にか、はかばかしく進捗していたので、奇異の感に打たれた。それでも四回ばかり大きな欠伸《あくび》が出た。

朝夕二回の『古事記』の音読は非常に楽しい。その時のくるのが待ち遠しくてならぬ。近来これほど本に愛着を感じたことはない。

第三日　朝、雑巾とバケツとを手にしたときには非常に嬉しかった。それは生徒の時代に、学級が進んで、新しい本を手にしたときの感じである。仕事をはじめてしばらくすると、非常に嫌な気がした。「私には自発的に活動しようとする心がまだ燃え立っていない、これでは駄目だ」という恐怖が電閃《でんせん》（いなずま）のように閃いた。けれども雑巾をかけているうちに、嫌悪の感は雲散して興味の心が湧いた。この変化に移るまでに三、四分位は経過したろう。不快から興味への転換は、いかなる状態で変化したかわからなかった。ただ仕事をしていれば、自然に興味が湧くものであることが会得されたようである。

朝食後食器を洗った。また昼夕二回飯を炊いた。従来こんなことは男の為すべきことでないと卑しめていたが、今日は別に何らの心咎めもなく面白くやった。

朝、先生から藤蔓の枝を除いてくれといわれた。先生と応対している間、少しばかり赤面した。いつもの癖である。目上の人と応対すると、必ず赤面して言葉や動作が不自然になる。

今日は物置小屋の踏板を修繕し、畑を耕したが、この二つの仕事は最も力がはいった。

午後は洗濯、庖丁研ぎ、飯炊き、雑巾がけ、庭掃除等をした。最も困るのは、仕事のなくなったとき、見つからぬときである。新しい仕事を見つけたとき、とくにこんなことは、まだ誰もていまいと思われるようなことを見つけたときには、いいようのない愉快が湧いてくる。夕刻になって飯を炊くときが近づくと、他人がやらねばよいがと気が落ちつかぬ。飯を炊いていたとき、「今日は晩くなったが風呂を沸かしてもらいたい」という家人の声を聴いた。「しまった」、晩飯より風呂の方が仕事の分量が多いのだ、もっと早く声を聴いたら、俺がするのにと思った。常であったなら、馬鹿げたようなことが、真剣に考えに上るのである。仕事が早く済んで、次の仕事が見つかるまで、手持ち無沙汰で苦しい。したがって一つの仕事に落ついて、ゆっくり実施して、時間を延ばしていこうという気になった。

夕食は、近来になく大食した。○○君が退院されるので、門前まで見送った。薄暗い通りの軒灯さえ感動するような心持ちに見えた。前途の華やかさを期待しつつ、悠々と現在に浸り、現在を味わうということは、いいようのない悦ばしさである。夜は実に心安く臥床した。

［心の状況は次第に変化してくる。あまり理屈にとらわれないように、自分を理屈に当てはめて、無理に自分を矯正しようとか、しない方がよい。自然のままに、ただ時日のたつのを待っている気でやればよい。次第にある体験を会得して、その上にはじめて正しい理論が成り立つ。理論を先にすれば、必ず誤りに陥り、迷いに深入りするばかりである。］

第四日　入院以来、こんなに気持ちよく寝たことはなかった。しかしその割合に、熟眠の時間はきわめて少なかったように思われた。朝『古事記』を音読する位、面白く嬉しいことはない。同じ音読でも、就寝前のは、朝ほど興味が湧かぬ。書中の意味を強いて求めようとしないのに、おのずと興味が湧くのは不思議である。

朝食後、大便に行った。今までは便通には特別の意識を用いなければ出なかった。あるいは静坐をしたり腹を揉んだり、ときに努責したりしていたのである。今日は自然に促されて便所へ行った。昨日一日便所に行くことを忘れていた。そして途中二度、まだ便通がないということを思い出した。従来は便通がないと、何となく気持ちが悪くて、何か気持ちに変化のあったとき、たとえば頭痛がするとか、人の話がよく理解できぬというようなときには、きっと、これを便通のせいにしていたのである。しかし昨日は便通なしに、別に気持ちの上に変化はなかったようである。

午前は台所の仕事、下駄洗い等をしたが、いっこう仕事に身が入らず、不満のうちに過ぎた。午前一時間ばかり先生のお話があった。

「人を羨むならば、すべてにおいて、その人と同様になる覚悟でなければならぬ。もしそれができなければ羨むことを遠慮せよ。人の良い結果だけ羨んで、その人の苦心を思わないのは無理である。」

「神経質は、欲望と実際との開きがあまりに大きいため、そこに煩悶がある。欲望と実際とがつねに一致して行けばよい」等の意味であった。私の目下の態度としては、理屈を抜きにして、現在のまま進めとのお言葉であった。

　昼食後、大いに仕事に身が入って、愉快な半日であった。下駄箱、玄関、表門の掃除をやったが、確実に且つ迅速にできた。風呂焚き、自転車掃除、庭掃除等、仕事はありあまるほど見つかった。

　午前に先生が、他の患者とともに、下肥取りをなさった。私もその場へ行って見学したが、進んでやるという気にはなれなかった。

　夜、袋張りの最中に、つい自分の意見が述べたくなって、例の急ぎ口調で喋舌《しゃべ》ってしまった。軍隊の教育と先生のところの躾とが、似たところがあるということであった。後で、あんなへマなことをいわなければよかったと思ったが、心の底には微《かす》かな喜びの色も見られた。手足をさし伸べて寝るという安心の言葉の意味がわかるように思われた。

第五日　昨夜は実に快い眠りであった。醒めると頭の中の麻痺感がなくなっていたので、喜悦のため、心臓は時ならぬ強波を打った。この喜びのために、昨夜来の夢の想起は全然駄目であった。しかし一、二分たって、麻痺の感が薄く現われてきた。「喜びの後には必ず悲しみの反動がある。喜びと悲しみとは、一波長内における山と谷とであって、悲喜全く同一物の変化である」との先生の訓《おし》えが思い合わされた。

朝食前に左の要旨のお話があった。

「注意は集中しようと思っても、集中されるものではない。それはちょうど驚こうと思っても、驚けないのと同様である。、注意の集中は、精神の緊張にある。精神の緊張は、事件にぶつかるところに現われるものである。活動の内に注意がある。活動のないところに注意はない。すなわち注意は活動であるといい得るのである。」

「われわれは欲望のままに活動していさえすればよい。心身の消耗や斃れることなど恐れる必要はない。身体には自ら安全弁の役目を勤めるものがあるから、模型的理屈にとらわれて、休養とか休息とかする必要はない。絶えざる活動の間に、自然に緩急が加減され、仕事の変化が行なわれて、おのずから調節のできるものである』等のことであった。

今日は別に仕事をせねばならぬという意志はなかった。そして仕事を見つけるにも、特別に意志を働かせる必要はなかった。そこここに、順次に相応の仕事が見つかった。

午前は拭き掃除、書籍の虫干し、畑の仕事などをした。仕事の種々なことに気がついて困る。前にはこんなことがあると意馬心猿《いばしんえん》(妄念・欲望で心の乱れを抑えられないこと)だ、精神が四散するとか恐れて、むやみに集中集中と力んだものだ。けれども先生のお話を思い出してかえって愉快であった。一つの仕事の途中でも、他の仕事のことが念頭に上ると、遠慮なくその仕事に熱中してこれを片づけた。それでも別に作業力が衰えたとは思えなかった。

午後は下水溝の上蓋を作った。従来こんな経験がないので危ぶんだが、いよいよやってみると案外よく出来上がった。仕事に身が入るということが、朧気《おぼろげ》ながら解ってきた。この頃は歌が歌いたくて堪《たま》らぬ、口まで出かけては、ハッとして引っ込めること一再に止まらず。

従来は友達と歓談すると、引き締まる時機がなかったが、この頃ではいかに笑い興じていても、ただちに真面目になることができる。緩急の区別がきわめて明瞭になった。従来は「よく遊びよく学べ」の意味がピッタリと受け入れられなかったが、いささか会得されたような気がする。

第六日（雨）　朝来、どんよりと曇って、心を滅入らせるような天候であった。醒めて第一に思うのは頭の加減である。思うまいとしても頭に浮かぶ。

［思うまいとするからますます執着になる。気持ちの悪いままに、気持ちが悪いと思い入っていればよい。そのことに執着していればよい。それが執着を去る一つの方法である。執着になってしまえばすでに差別を離れるから、もはやそこに執着はない。］

雨は定めなく降って、午前は袋張り、掃除等をしたが、仕事に身が入らなかった。午後は瞼が重くて眠気があり、不愉快が一層増した。とにかくこんなことは気にとめず、ただ働いていれば、注意も集中し、不快感も癒ると思いながら黙して堪えていた。

［気にとめながら、嫌々ながら、静かに働いていればよい。］

この間種々な感じが、次から次へと現われて、少なからず不安を覚えた。「自分はまだ自分で病気をつくっている」とか、「まだ病感の執着から離れきれぬ」とか、「思案無用」とかいうようなことである。

午前患者が受診に来たのを傍で聴いて、「全く自分で病気をつくっている、どうしてそれに気づかないのだろう」と思った。そして今自分に病感が迫ってきたのに対しては、その考えのままに実行することはできなかった。私はただ仕事をして紛らそうとした。夕方先生が帰宅されて、誰かに「今日のような気持ちは、神経質にとっては不愉快なものだ」といっておられるのを聴いた。「ああそうか」というような気がして安心が得られた。

「自分を離れた客観的なことは、誰にでも理解ができる。自分を判断するものは、自分であるから、自分にはわからぬ。理解によって治すことはできぬ。水の上の波を同じ水の波で消すことはできない。禅語に「一波を以て一波を消さんと欲す。千波万漂交々《こもごも》起こる」ということがある。」

午後は下水溜の上蓋を修繕し、薪入場の入口を瓦片で固めた。この二つのことは、自分で考案しただけにやや身が入った。

今までは自分は人と議論したり、自分の意見を思い切って吐くようなことは、けっしてできなかった。頭はまるでセメントで固めたように働かなかった。この頃はある一つのことを考えると、それに関連した種々の観念が一時に群がり起こって頭の中で馳駆しているように思われる。

したがって友人との間にある話が出ると、自分も、どうしても一言いいたくなって、つい大声で長く話し入ることになる。今日、袋張りの際も、あまりに話し込んで後悔した。――談話は禁制である――大きな欠伸が連続して出たけれども、仕事の能率には何らの関係もなかった。この頃は性欲など全く忘れたようである。寝ることは、一日中で非常に大きな楽しみの一つである。

第七日　起床時より体重百二十匁増。

目下のところでは睡眠については、何らの恐れも顧慮もない。よく寝つき、よく眠る。今日の状態がこののち忙しいときにおいても、そのまま継続されるかどうかについてはまだ自信がない。

［気のもめるときや心配ごとのあるときに、眠られないのは当然のことで、この後も同様である。駆け足をして、呼吸がはずむのは当然の現象であって、その後も同様である。不可能を可能にしようとしてはいけない。］

この頃では仕事を見つけるために苦心するというようなことはない。また朝に一日中の仕事の計画を立てるようなこともない。ある一つの仕事に手をつけている間に、それからそれへと仕事が見つかっていく。

［この修養によって、いかに繁忙な事務に当面しても、いつもこの通りの心持ちになり得るのである。］

午前は小刀研ぎと砥石の入れ箱を作った。木工は非常に面白くなった。
午後は藤豆の蔓を絡ませるために、縄を適宜に引っ張った。夕方飯炊きと焚物取りをした。まだ一日中の各時が、悲喜の高低波で形成されている。ちょっと難しい問題で、いい考えが浮かばぬときは、すぐこれを頭部の麻痺のせいにしてしまう。同時にその麻痺感が強く意識されて心が暗くなる。［これを精神の内向的な働きといって、何かにつけて自分のことを省みる。これが外向的に心機一転すれば、一途にその考案なり手段なりに突進するばかりになる。］
第八日　午前は衣紋《えもん》竿と風呂場の垢掬《あかすく》いとを作った。その他庭の土を打ち固めたりなどした。この頃はごく些細なことにまで、気がついて仕事が多くて困る。人のしている仕事を見れば、手落ちと欠点とが多くて、ときには自分のことのように腹立たしさを感ずる。昔の人は、路の千岐に分かれることを悲しんだ、というが、今の私には眼前に現われた千本の路を右から一本ずつ順次に歩いていく気持ちだけはある。これから軍隊に帰っても、多忙であればあるだけ、かえって嬉しいような気持ちがする。多々益々弁じそうな気がする。私は従来、忘却ということを非常に恐れた。記憶力減退恐怖症とも名づけるべきか。書籍なり新聞なりを読むと、二、三行読んではじめに還り、繰り返し繰り返し読んだ。そして目をつむっては、その意味を胸中に再現しようと努めた。もしこれがスラスラと記憶に上ってこないと、非常に恐れもがいた。忘却があると、自分の頭が非常に悪くなったのではないかと恐れて、この観念は胸底に強く膠着して、ごく簡単な日常の諸動作さえ円滑に運ばなかった。たとえば食事のときの箸の取り方、食う順序、洗面の諸動作まで、一々強い意識を用いないとまごつくことが多かった。今日では忘却があって、かえって愉快な生活が送られるとさえ思うようになった。

午後は洗面器を置く竹簀《たけす》の台を作った。今朝は頭が少し重くて気持ちが悪かったが、また例の病癖だと思って働いているうちに、気づいたときには、全く良い気持ちになりきっていた。この頃では気分の悪いようなことがたびたび重なればよいと思っている。試みに余計にあいたいと思う。

夜の楊枝削りも、嫌々ながらも案外よくできた。嫌気がさしても、ただやっていれば、必ず興味が湧くものである。夜は両国の川開きの煙火が、二階から屋根の波の上に明滅するのが見えた。別に娑婆が恋しいとも思わなかった。

第九日　今朝は頭の加減が少し悪いような気がしたが、このために仕事や動作に掣肘《せいちゅう》を受けることはなかった。頭部の麻痺が漸次に薄らぎつつあることは明らかに自覚される。今日では、これが除かれなくとも構わない、麻痺われにおいて何かあらんや、というような気持ちがかなり堅固に築かれている。実際、麻痺という意識の方が、症状よりも先に消失しつつある。

朝、雑巾がけをしているとき、ふと「斃《たお》れてのち止む」ということの意味がよくわかったような気がした。霊感のようにふと浮んだ。

午後は薪割りをやった。渡邊君から、薪を割るとき、打とうとする一点にのみ注意を集中して、他を顧みないという説明を聴いて、非常に面白く感じた。これらのことについては、もっと先生のお話を承りたいと願っている。

不意に先生から呼ばれて、今日から読書してよいとの許可を得た。予期しないことだけに、飛び立つほど嬉しかった。飯炊きをしながら、早速御注意のまま読書したが、何ともいえぬ愉快を覚えた。恐ろしさのうちにまた楽しさがある。先生のお言葉では、私の経過はきわめて順調であるといわれるけれども、私には少しもそれらしい自覚はない。

先生のところの躾で、私達のする仕事、日常の起居について、規則ないし注意書き等のないところに大きな意味があるようだ。たとえば洗面後の水を他のバケツの中に蓄えて、これを雑巾がけ等に用い、さらにその水を植木にやるというふうに、一つの水を三重に使うことや、すべて燃えるものは、これを捨てないで薪代りに用いるというようなことは、これを規則のように定めても、別に治療上の障害になりそうにも思えないし、短期間に多くの患者が入れ代るのであるから、かえって定め書きにした方が便利に思われるけれども、これを一人一人に口でいわれることは、非常に大きな価値がある。また何々をなすべからずという禁制がないこと、道具の置場等も規定なしに、万事が自然に整頓しているという実に大きな価値があるのだと思う。

「もしこんなことを一々規定したら、各々異なる個人性を没却して、自発的な活動発展がなくなり、機械的な人になってしまい、治療の本旨にかなわないことになる。したがって病の根治ができないようになる。」

読書はただ読過するだけで別に意味を取ろうと思わないのに、自然に脳中に刻まれていく、非常に興味が深い。

第十日 今日は洗濯、庭の土固め、薪割り、風呂焚き、飯炊き等をした。朝の雑巾がけのときから仕事をしながら、価値ということについて考えた。

価値という意識、打算の下に仕事がなされるときは、仕事が自分のものになりきらない。仕事そのものを楽しむという純一な心は、価値の観念から超越したものであるとかいうことに帰着した。

午前、神経質に関して先生のお話があった、神経質は欲望が強い。向上心が盛んである。ただ苦痛を恐れ避けようとするために、一念に帰することもできなければ、苦痛を度外視して、欲望に突進することもできず、両者の中間に、空に迷っているものである。ここの家の猿は、三尺の鎖でも四尺の鎖でも、己れの現在の境涯と他とを比較し、他を羨むとかいうことはない。一念であるから、心の葛藤はない、つねに満足である。けれども人間は猿でないから、苦痛と欲望との間に、心の葛藤のないわけにはいかない。この葛藤の大きいほど、偉大な人間である。釈尊は人生の無常を徹底的に苦悩したから、ついにあの解脱に達したのである。苦痛と欲望とは楯の両面である。苦痛の大小と欲望の大小とはつねに相対したものである。苦痛の小さいことを欲するものは猿になれ、苦痛の大きなことを望むならば釈尊にもなれる、とかいう意味であった。

今日のお話はよく解った。従来も解ったような気がしていたが、やはり気分だけで明確でなかった。

読書は非常に面白い。意味などは全くとろうと思わないけれども、面白いところは、自然に記憶するに必要な努力が払われる。また読書のためかえって仕事に力が入るように感じた。つまり一日たえず緊張した気分で過ごされた。従来は一の仕事に疲れたと思えば、漫然と仕事をやめ、身体を休めていたのであるが、今はその時機が読書に当てられるからである。「たえず何かしておれ」という先生のお言葉が、今頃ようやくわかった。われわれは四六時中、たえず何か心を働かせ、何かに注意し、何かのために手足を動かしていなければならぬ。これが精神集中の状態であって、この精神はいかなる突発の事変にも、間髪を容れず転換し指向することができるのだと思う。

第十一日　今日の作業は、食事の跡片づけ、書籍の虫干し、飯炊き、風呂沸かし、薪小屋の修繕等であった。

今日は○○という中学卒業生の神経質の手紙を中心として、種々のお話があったが、最後に次のような問題を下さった。

「われわれは、過去の苦難の経験に対しては、愉快と喜びとをもって回想することができるのに、未來の苦痛に対しては、つねに恐怖の念をもっている。それはなぜか。そして将来の苦痛を喜ぶようになるのは、どんな場合であるか」という意味のことであった。

人生に欲望があるから恐怖がある。恐怖があるから、哲学とか芸術とかいうものが出来る、とのお話はかつて聴いたことである。今日の○○の手紙は、実に立派な芸術である。手紙の内には、彼自身が真剣に写し出されていた。これぞ苦悶の賜物であろう。菅公の詩才も楠公の忠節も、その不遇においていよいよ輝き出でたのである。

私はただ今では、自分が神経質に生まれたことを感謝するようになった。苦難を喜び迎えるということも、まだ十分な実行まで行かないが、その気持ちだけは出てきた。私の苦悶すなわち頭の麻痺感がくればくるほど、そのたびごとに自信が強められるのである。

仕事の後で、寸暇を拾って読書するということは、何ともいえない良い気持ちである。従来の寸陰（一寸の光陰の略）を惜しむ式の努力は、たえず圧重の感を受けていたが、今や全く無碍の境で読書できる。朝ウトウトとしているときなど、読んだことが明瞭に再現されることさえもある。また読んでいる当時には、よく頭に入ったと思わぬときでも、後で考えてみると、よく頭に入っているので、実に嬉しい感じがする。

「この状態そのままで、この自己批判がなくなったら、麻痺感も全くなくなる。自己を理論にあてはめる間は駄目である。」

第十二日　今日の仕事は、書籍の虫干し、書籍入れ箱の紙張り、薪置場の鼠の穴塞ぎ、庭の土固め等をしたが、気分がどうしても仕事に乗りきらなかった。それは仕事をしながら、「注意」ということについて考えていたからである。読書や仕事をしているときに、他の考えが起こってくる場合には、どうすればよいか。他の考えをそのまま進展させてよいのか。あるいはある程度で、自ら消失するものであるか。聖徳太子は同時に数人の訴えを聴かれて、これに一々適当な裁決を与えたというが、これらの事実は、注意の分岐が円滑に進めば、可能が認められるのではあるまいか、というようなことについて考えた。したがって仕事の能率は少しも上がらず、不愉快な午前であった。ともかくもただ働けばいいのだという結論であった。午後は大いに働こうと決心した。よく種々なことに気がつくが、手足はそれに応じて動かぬ。そしてやることが徹底的にいけない。

「こんな理論は当分有害無益である。「夢のうちの有無は有無ともに無なり、迷のうちの是非は是非ともに非なり」、迷いとは自己に執着して、正しき観察不能のことである。注意も活動も、その時々の事情に随《したが》って、自然に流動してゆくものである。つねに自分でこれをやりくりしようとするため、思想の矛盾に陥って、思う通りにいかないから心の葛藤となる。心の自然の流れに随えば、葛藤も苦痛もなく、聖徳太子のようなこともできる。」

第十三日　午前は昨日に続いて薪置場の修繕である。小石、瓦片やトタン等を寺から運んで作業に取りかかる。はじめは嫌な気持ちであったが、時間とともに興味が湧いてきた。工夫は実行によって自然に起こってくるように思われる。しかも最も適切に、時と場合に応ずる工夫が起こるのである。

［机上で設計しては、とてもこれだけの工夫は起こってこない。］

午後先生の命で、材木屋へ買物に行った。久し振りの外出で、未知の世界に投げ出されたような気持ちで、帰宅するまで緊張の心が全身に漲《みなぎ》っていた。夕方本が読みたくて堪らなかった。焦燥に似たこの気持ちは、かえって仕事に熱中の度を加えた。仕事を終えてずいぶんたくさん読んだ。それでも倦きという感じはなかった。

近日来、作業のため手足によく怪我をする。そのままに放置しておくけれども、どんどん快くなっていく。今までは消毒もし薬もつけて、なかなか治らなかったのである。

夜先生からお話があった。「自己執着すなわち小我の偏執がなくなれば、他人を羨まぬ心と人に対する同情とが出来てくる。『雪の日や、あれも人の子、樽拾い』という同情の句も、神経質の自我執着から見れば、『あれは小僧だから、寒いことも知らないが、自分は神経過敏だから』といって、自分ばかりが可愛想に思われるのである」とかいうようなお話であった。

第十四日　体重二百九十匁増加。

起床時の不快は、ほとんどこれが常態であると思えるようになった。働いていれば、いつとはなしに、愉快な気持ちに転換しているからである。眠い目を瞬きつつ床を上げる。元気さえ出せば、不快感はたちまち征服されるのである。仕事も、やりはじめには不快な気持ちである。ただやっているうちに、自ら興味を覚え、工夫を楽しむようになる。ただ手足を動かす最初の二、三分の努力が、仕事の全部を支配する力であると思う。

今日は凡々のうちに暮れた、夜、〇〇、〇〇両氏の退院を送って、電車通りまで出た。怪しい世界に忍び込んだときの戒慎（用心）の気持ちが寸時も緩まなかった。

夜先生からお話があった。それは恐怖に対する態度、仕事に対する態度等であった。

第十五日　先生が朝帰郷なさるので、家の中は落ちつかぬ騒がしさであった。出立前に次のようなお話があった。それは「神経質の症状は気紛らせでもなくなる。しかしそれはただ心の転導であるから、紛れが去れば再び旧に復する。ちょうど催眠術が一時的であると同様である。つねに苦悩に直面して、苦悩を苦悩すれば、ついにはその苦悩は絶対になって、自己批判がなくなり、苦悩を自覚することがなくなる」というようなことであった。

先生を送って電車まで行った。途中で、「無所住心」ということについて、注意の全般の活動のことを電車に乗る例によってお話しして下さった。

先生の出られた後の家はまことに淋しい。しかし目下の私には先生の出発前に種々と熱心な御教示があったので、理屈は朧《おぼろ》げながら輪郭を描けるように思う。ただ実行が残されているばかりである。昨夜十一時過ぎまでもお話を承ったうえ、今朝の起床が早かったので、朝から頭が痛かった。今日の頭痛は実に良い試みであった。私は自信を強めた以外、何ら損われたことがなかった。私は今もたえず「頭が麻痺している」と思いつづけている。この心はかえって精神を一到させるかに思われる。頭痛の激しいときの読書の方が、かえって記憶力が勝《まさ》っていたことを思って、先生のかねてのお話を実際に味わったわけである。

夜は佐藤先生のお話があって十一時半に就床した。

第十六日　五時起床。午前は道具入れ箱を作った。仕事はきわめて平凡の中に過ぎていく。「ただやる」これが私の標語である。今日は読書が非常に面白く進捗して熱中してしまった。お蔭で、仕事は充分にできなかった。

先生は私に独り歩きができるまで導いて下さった。御不在でも、心強く私の道を進むことができる。会得ができれば、百千の説明がいずれも帰一する、と仰せられた先生のお言葉が、かすかに味わえるような気がする。「神経質の本態及療法」の論文を拝見したが、私の過去現在を対照して、身にひしひしと迫ってくるのを感じた。

「頭がしびれている」と始終思いつめている。ときどき忘れて困る。はっとして思い出すことがしばしばある。私は今ではこのことを思っていることについて、何らの反対観念も心の咎めもなくなった。従来はそう思うことがこの上なく恐ろしかった。自分では症状を自覚しながら、そう思いたくはなかった。いわんや始終思いつめているなんて、とてもできなかったのである。真剣に思いつめていれば、仕事の能率が著しくよくなるということが経験される。就床十一時。

第十七日（雨）　五時半起床。活動欲が五体に漲って、静臥していられぬという感を今日はじめて味わった。起床時の不快感が激しければ、かえって好都合である、とさえ思った。私の自信はそのたびごとに強くなるばかりであるから。午前は掃除、飯炊き、斧の修理等をした。仕事に身の入らぬときは早く読書に移りたいという心で、焦燥が一層濃くなる。今日はずいぶんたくさん本を読んだ。「相対性原理」を読み、さらに先生の著『恋愛の心理』を読んだ。非常に興味深く、水流を流れ下る勢いで進んでいく。何ともいえぬ快感である。読了後、追想してみると、少しもまとまった考えが残されていない。またこれに対して批判もない。けれどもそれでいいのである。従来はこのような状態では非常な恐怖と焦燥とがあって、自分を試すための読書を無茶に続けたものである。この間に自分の理解力、記憶力を試して安心の材料としようとしていた。安心の手段は、かえって不安を培う肥料となっていたのである。現在の私にはいささか不安がないではないが、現在の状態を一事実として見ているだけである。私はこれまで仕事の暇には「自分をいかに導けばよいか」ということについてたえず考えていた。そして一つの方針が定まっても、それは当然の安心であって、少しもこれが実際行動の規範とはならなかった。したがって一定の方針というものがなく、たえず迷っていた。今日では、もうそんなことは考えないようになった。ただ欲望のままに活動しているだけである。したがって思想的に退歩したようにさえ思われる。西哲は「人は考える蘆である」といった。人は考えなければならない。深く深く内部に喰い入っていかねばならない。私は皮相的に人生の過ぎていくことを恐れた。今日はかえって過去を恐ろしく追想する。私は考えない凡々の今の日をこの上なく喜ぶものである。十時半就床、心持ちよく寝入った。

［「人は考える蘆である」、これはわれわれの心理の事実である。人は考えざるを得ないものである。これが人の自性である。これに対して、考えなくてはならぬ考えなくてはならぬとわれとわが心を追い立てるのは、モーターの回転に対して手を加えてその速度を早くしてやろうと努力するようなものである。骨折り損のくたびれ儲けがその結果である。人は各々その現在の境遇に応じて、そのままぶつかって行けば、その時々に応じて臨機応変、火花のように考えが働いてくる。強いて考えようとして、その炉に薪をつめ込めば、くすぶるばかりで火は燃えないのである。］

第十八日　五時半起床。午前は拭き掃除、洗濯、庭掃除、下駄箱掃除、飯炊き等をやった。私は欲望のために心の燃焼を感ずる。かつて欲望から逃れようと焦った当時の精神の葛藤を思うと隔世の感がある。午後は傘入れをブリキで修繕した。その他風呂焚き等をした。『恋愛の心理』を読み、『大日本裏面史』、『宇宙生物と人類の創成』を読んだ。その速度は、われながら不思議に思う位早い。仕事の時間が惜しくてたまらぬ。けれども仕事は仕事で、熱が入ってスラスラと進捗していく。私の仕事に対する標語は「完全に且つ迅速に」である。こうした考えは仕事に移り、やがて夢のような熱中のなかに引き入れられていく。それはちょうど就床から眠りに陥るようなものである。読書は拾い読みするようにいわれたが、今はとてもそれで満足できないようになった。『恋愛の心理』ではずいぶん考えさせられた。そして私があまりに気分主義であり、主観のうちに閉じ込められていることを恐れた。ただ残された大きな感銘は、どうすれば現実と人生とを合致させられるか、どうすれば自己を離れた観察ができるかということである。

第十九日（雨）　眼ざめは昨日のように気持ちよかった。午後は自転車の掃除をして、ヘレン・ケラーの『わが生涯』を読んだ。女史の偉大なる努力は真に驚嘆すべきものである。女史は神経質の標本であると思う。大きな欲望に乗りきったために、人力とは思えぬような努力が生れたものと思う。

今日はなぜか何かに憧れるような、強い感情が漲って、四肢が戦《おのの》くようであった。仕事も読書も非常に力が入って、疲れるということを知らなかった。

夜は袋張りをし、先生の漫筆を読んだ。言々肺肝を衝く警句や、興味深い観察で、まことに面白かった。そしていつも大地を確実に踏んで、事実を離れないところに、一貫した面目が躍如としていいる。左は漫筆中より抜いたものである。

ある強迫観念患者のために、

「小我の偏執」明け暮れに　己が苦痛をいたわりて　子等も人をも　思うひまなし

「自我拡張」いとし子の　生い立ち行くを楽しみに　我が年経るを知らで過ぎけり

　　　　教え子の　名の世の人に知らるるを　我がことのごと　うれしみにけり

子夏曰、賢㆑賢易㆑色、仕㆑親竭㆑心、仕㆑君致㆓其身㆒交㆓与朋友㆒言而有㆑信、則雖㆑未㆑不㆑学、吾言㆑学矣。

形外（森田正馬の号）曰、事実を事実として感情に易《か》え、小事をゆるがせにせず、大事をも恐れず、細かに観察し、深く因果を思慮すれば、未だ学ばずと雖も吾はこれを学びたりといわむ。

第二十日（雨）五時半起床。起きてきたときに、雨戸が開けてあったり、人が先に洗面していたりすると、気持ちが悪い。自分がつねに第一番でありたいという子供のような心のためである。競争心の強いことは、私の小さいときからの性癖である。それがいつとはなしに消失していたように思われたが、近来また盛んに頭をもたげてきた。人が自分のやろうと思っていた仕事に、先に手を着けたのを見ると残念でたまらぬ。前人未着手の仕事はないかと懸命になって探す。子供のような考えであるが私は懸命である。

［これが理論を離れた自己の本来性である。］

朝食後、椅子の修繕をし、鋸の目立てをした。午後は雨がやんだので、屋外作業ができた。鉋を二個研いだ。「迅速、完全」という標語がたたって、仕事が荒々しく粗末になる。

今日は先生の漫筆を読了した。全く酔わされた恋人に対するような愛着をもって巻を閉じた。

第二十一日　五時前起床。昨夜寝冷えしたようで、身体がだるく元気がない。昼食後ときどき悪寒があって、午後は発熱三八・六度にのぼった。足は置き場に困る位だるく、心臓は胸が壊れるばかりに強く波打つ。けれどもその苦しいという以外に、病について、それ以上の心配はなかった。私の従来の病気は、病そのものよりも心配の方がよほど苦しかった。この苦しい発熱中にも、私の意気の旺んであったことは今考えても嬉しい。

第二十二日　七時半起床。体温は三六・八度に下がっていた。仕事にとりかかろうとしたが元気が出ない。床のなかで、先生の著『精神療法講義』を読んだ。これによって私は常態であるという事実を確かめ得たのだ。その後入浴したが、全くよい気持ちであった。

夕方起きて、庭の掃除をした。

第二十三日　五時起床。朝食前、庭の掃除をした。のち洗濯をして、箱作りに従事した。「起きた、働いた、寝た」それが簡単に言い表わされた私の一日である。私はこれ以上何も望まない。頭の麻痺感は、そのことを思えば麻痺しているし、思わねば何ともない。今はそんなことは、私にとって問題ではない。仕事や読書が億劫でないことが最も嬉しい。

第二十四日　四時四十分起床。起床が嬉しい。頭の加減など問題ではない。この頃は、いつも一番に起きて、雨戸を開けて、洗面用の水を汲んでおく。これだけは自分でやらないと気持ちが悪い。

郷里や連隊へ手紙を出したが、スラスラと達意に書けるので、自ら驚いたほどであった。手紙を出すために外出したが、道行く人すべてが、美であり芸術品であった。私はこんなに輝いて、人が目に映ったことはなかった。

午後『神経質と神経衰弱の自覚療法』を読んだ。ピンピンと胸にこたえる。病例など読んでも何らの恐怖心配も起こらない。むしろ興味が湧くばかりであった。

三日かかって桐の箱を完成した。私のベストの作品である。出来上がったときの押さえ得ぬ喜悦――私はこれがため独りで大声で喋舌《しゃべ》った。今日先生へお便りを出した。「私は平凡ではあるが不満でない日々を送っている」と書いた。渡邊君が外出して遅くなったので、十二時まで読書して待った。

第二十五日　四時四十分起床。睡眠は四時間ばかりであったが、別に今日の仕事に、何らの支障はなかった。食後読書と洗濯をした。金槌の柄を作った。今日はあまりに仕事がたくさんあって忙しかった。「今日は頭が重い、今日は気分がいい」等、気分のままにあれやこれやと心配して懸命になっていた昔がなつかしい。退院が近づくと、心忙《せわ》しくまた不安な気がする。

第二十六日　今日から働き手が五人もいるので、思う存分に仕事が手に入らぬ。勢い狭い範囲を細かく丁寧にやるようになる。それでも、至るところに、小さい仕事が次から次へとあって愉快であった。とともに自分が他人に優越しているような快感がある。

午前は釜磨き、下駄洗い、下水溝の掃除等をした。午後は洗濯、下肥の汲取り、隣家の庭掃除等をした。御寺の塵溜に塵埃を棄てに行ったとき、若者が涼しそうな座敷で、ハーモニカを吹いていた。自分は裸体、跣足で炎天に曝されつつその傍を通った。先生のよくいわれる「働く人を可愛想だと思い、無為で安逸を貪《むさぼ》っている者を幸福と考える世間の人の気が知れない」という意味がよく響いた。

今日はときどき微雨があって、眠気のある不快な日であったけれども、私の仕事には何らの妨げにもならなかった。家に帰って仕事がしてみたいような気がする。……便所に入っても気持ちがよい。自ら下肥を汲み、便所の掃除をしたからである。便所に入ると、藤豆の蔓の伸び工合が見たくなる。私がその藤豆の世話をしたからである。猿の箱を覗くと気持ちがよい。今日綺麗に掃除をしてやったからである。親しみは実行するところに湧いてくる。よい教訓である。そのまま学問や職務の上に応用することができる。

夜は着物解きと糸を巻く仕事をした。佐藤先生からいつ帰るかと問われたときには、快癒のような嬉しさがあった。先生が帰京されてから、仰せのままに従うばかりだ。ただ先生の知識なり教訓なりを私に吸収し得る最大限を与えて頂きたいのである。十時十分就床。

第二十七日（夕雨）　四時四十分起床。この頃は実によく眠る。寝たときと起きたときとの間は一瞬間である。四六時中働いているような気がする。休むのは読書と日記を書くときとである。かつて目覚めて一時間も二時間も、床を離れることができなかった昔が不思議に思われる。……午後は「神経質の療法」を読んだ。二時間半ばかりぶっ通しに読んだ。あるいは腰かけたり、あるいは立ったりしながら。どんな面白い小説でもかつてこれほど熱心に読んだことはない。

私は先生の人生観が最も好きである。私はここに来る前、私の室に次の意味の言葉を自書して掲げておいた。それは先生の著書より得たものである。

「人生は理屈や理想では解決できぬ。事実である。人は食いたい、やりたい。しかし堕落した人生にはなりたくない。人生はあるがままにあるのである。事実を事実として受け入れよ。定めなき人生にあるがままに服従せよ。」

というようなことである。それは至言であると思ったが、何回読んでもピタリと胸に響くことはなかった。私はここに来て、はじめて学問をしたのである。知行合一の域を踏んだのである。本を読みながら心はだんだんに大きくなった。帰って両親に会ってみたいという心や、帰隊して思う存分勉強してみたいという考えが起こった。人が二年もかかって準備する大学を私は八カ月で立派に合格してみせるなどという考えも起こった。けれども退院を宣せられたときは、不安の中でベソをかくのだろうと苦笑した。しかしカラ元気ながら、腕は鳴り胸は自信の波に高鳴った。おそらく明日にもそのカラ元気であることが証明されるであろう。

［このつねに油断のない心が神経質の本性である。どこまでも小成に甘んじない欲望にかられるのがその特徴である。この心の葛藤を否定する必要もなければ、また強いて自信とか勇気とかのつけ焼刃をする必要もない。このままでよい。そのありのままでよいのである。］

第二十八日（雨）　私は病が治ったとは思わぬ。九年間の苦悩が、三十日足らずで治ったらあまりに虫がよすぎる。私は今まで苦しみ恐れてきたものの中に飛び込んでみたいのである。遠足の前日に、躍る心を押さえられない子供の心である。もっと大きい苦痛にぶっつかってみたくて堪らないのである。私は四日前に、先生に「平凡であるが満足な日を送っている」と書き送った。今日では、私はもう満足ではない、たえず胸が躍っている。今日はじめて『偕行社記事』を読んだ。私は読書障害の中でも、私の専門に関することが、最も記憶理解が悪い。今日もはじめは多少の恐怖があったが、一頁ばかり読んだ後は、非常に興味が湧いてきた。帰って早く試験の準備がしたいという心が、一入《ひとしお》胸を衝《つ》いて起きた。先生が帰京なさるのを待ちきれぬ。忍耐で待っている。

雲晴れて　後の光と　思うなよ　もとより空に　有明の月

私は先生によって私本来のものを見出そうとしつつある。雲を払って頂いたのである。今まで私はただ修養に憧れていた。孔孟の訓、聖書の美辞に酔わされていた。どうしてそこに到達するかという道程を調べなかった。自ら歩かずして、馬を欲し車を欲した。古人の遺跡を仰ぎ、努力の跡を見ては、彼も人なり、我も人なりと力みながら寸歩も進まなかった。古人の逸話は、堪え得ない重圧として迫った。焦燥は烈しくて、修養の麗句は己を責める鞭となり、古人の逸話は、堪え得ない重圧として迫った。しかも向上の欲望はやむべくもなく、進むに力なく退くに術がなかった。私は今知っていることはごく僅かなことである。けれどもこれは実際に「知る」という言葉を適用することのできるものである。

第二十九日（八月十五日）　今日は「海外事情」「相対性原理」等を読んだ。仕事は炭置場のトタン屋根の修理をした。今日は曇りがちの日で、一日不愉快な思いで過ぎた。昔健康で元気のときにも、ちょうど今のようなけだるい眠いようなこともあったことを思い出す。私は昔のような健康に帰ったのだと思った。

第三十日（雨）　今日は三時間ばかりも連続して、歩いたり腰かけたりして読書した。昨日のような眠さもなく不思議によく読めた。本が読みたくて堪らないのに、しかも読むことのできなかった過去を思えば、頭の中心から滲み出てくるような嬉しさを覚える。先生の著作集の抜き読みをした。「主観と客観、およびその表出」というのは非常に興味を感じた。またジェームズのプラグマチズムの哲学には非常に興味を起こした。今日はほとんど読書で暮れた。こんなことはいまだかつてないことである。しかし別に疲労もしなかった。いつも気がかりで本を読んでいた後には、とくに強く頭の麻痺感があり、仕事に対する心持ちが、まだそのまま読書に移りきれないのである。

第三十一日（雨）……午前、婆やさんの用事で三越まで行った。電車の中で、悠然と構えて読書したが、注意はよく集注しなかった。しかし帰りには興味に駆られてよく読んだ。三越から白木屋へ行った。人込みの中では、何かしら軽く胸につまり物があるような気がした。しかし心地よく見物もし用事も済ませた。

第三十二日（雨）……昼食後婆やさんに頼まれて、上野の松坂屋に土瓶を買いに行った。陶器は売っていなかったので、銀座の松坂屋まで行った。腹がすいたので食堂に入った。従来こんなとき、躊躇なく入ることはできなかった。また入っても隅の方に人に背を向けて、小さくなって食ったものだが、今日はなるべく多くの人の顔の見えるところに席を占めて、わが家のような気安さであった。私の世界が拡げられ、あるいは新しい世界に生れたような嬉しさであった。何らの圧迫もなければ遠慮もない。精神を緊張しなければならぬという心配もなければ、頭の麻痺に関する恐れもなかった。ただ「無の私」があった。松坂屋でも求めるものがなかったので、三越へ行った。電車の中、歩く間、いつも本を読んだ。解っても解らなくとも読んだ。無為にしているのが惜しいからである。何かしていなければ安心ができないようになった。三越にもなかったので帰ったが、少しも疲労の感がなかったのは不思議である。夜は夜具を解いた。

第三十三日 ……連隊副官から、心配なく充分に治療して帰って来い、との便りがあったので、返事を書いた。「私は私の素質の何であるかを知った。私を指導するものは、科学でもなければ思想でもなく『無の私』であるということを知った」と書いた。もちろんこの意味は了解されないであろうが、私はそう書きたかったのである。

今日は○○君とともに寺に行き境内に集められた塵埃を穴に埋め、また堆土《たいど》の土で、低い地面を埋めならす作業を始めた。今までの仕事は、いずれも終局の見えたものばかりであった。今度はなかなか前途を測ることはできない。おそらくは、三、四日を要するだろう。勢い込んでやったところで、ただちにへたばらざるを得ない。これに堪えるものは「無の私」である。これは私が仮りに名づけたものであるが、「無の私」の活動するところにおのずから工夫があり進行がある。これを第三者が見たとき、努力というのだと思う。予期もなければ恐怖もない。……この作業で○○君は随分疲れたように見えたが、私には少しの疲労感もなかった。

第三十四日 四時四十分起床。目醒めて床にもじもじするのは気持ちが悪い。この頃の起床はいわゆる床を蹴って立つの概がある。食後鍬の柄を作り、洗濯した。○○君とともに昨日と同様、寺で土運びをした。よく骨身にこたえて労働らしい気がする。今日ジェームズのプラグマチズムを読了した。十一時半就寝。

第三十五日 四時四十分起床。読書は先生の随筆を読んだ。これで二回目である。ピシピシとよく胸に応える。午後は土運びをやった。今日は三日目であるが、一番仕事に油が乗った。力は泉のように絶え間なく、しかも小出しに出て、長く根気よく続いた。

第三十六日　五時起床。食後、例の如く階上階下の拭き掃除をした。食後、婆やさんに頼まれて、駒込局まで、電報打ちに行った。次に夜間作業で出来た紙袋を神楽坂の小松屋まで持って行った。帰りには張るべき袋用紙四千枚を貰った。そのまま帰るのが惜しいような気がした。もっと外界の種々の刺激に触れて、心の変化のさまを見たいという心持ちを制しきれなかった。そこで銀座の松屋見物に出かけた。お使いに出た子供が、途中で見世物でも見るような気持ちで、恐ろしさのうちに得もいえぬ嬉しさがある。電車の中でも、始終、先生の「神経質の本態と療法」の論文を読んだ。これで二度目である。嬉しいようによく解る。あまり夢中になって、停留場を一つ乗り越した。松屋へ行ってからオーケストラのある側の椅子に腰かけて読んだ。よく解る。頭へピシピシと応える。食堂に入っても、注文の品のくる間読んだ。家の内よりかえってよく解るようにさえ思われる。

［これが禅のいわゆる「無所住心」である。注意緊張の状態である。注意が四角八面に働いているからである。机上の読書は、心の働きが単調であり、弛緩の状態であるから、気はかえってうっとりとして睡くなるのである。］

午後「神経質」を読了した。迷の中の是非は是非ともに非なり、ということがいささか会得されたように思われる。この論文ははなはだ丁寧と詳細をきわめたものであるが、あの文辞以外に漲る精神は、ただ体験をもって味覚するほかにいかなる方法もあるまいと思う。

夜は作業の後十二時半まで読書した。頭脳もさえて、思考も驚くほどキビキビとして明瞭であった。

第三十七日　五時十分起床。午前は種々な小さな用事のために時が過ぎた。午後は家へ手紙を書いた。近く退院できる喜びを報じたのである。午後用事があって淀橋の姉の宅へ出かけた。着いてからすぐに書棚に塵が溜まっているのを見たので、本を取り出して埃を払い、縁の雑巾がけをし、庭の掃除をした。皆が驚いた。帰途理髪した。三カ月目である。

今日は多くの刺激があって、思うままに私の思想を纏めることができなかった。従来はこんなときには、気がイライラして自分というものを取り失ったものである。私は今までつねに思想という型の中に自分をはめ込んでいこうとしていた。つまりそれが進歩であり、向上であると思っていたからである。しかるに今日は私は少しも焦燥の感をもたなかった。自分自身を取り失わなかった。今もし私に一つの大きな事件がふりかかったとすれば、私は何らの躊躇もなくそのままこれにぶつかり得ると思った。思想の無力が今日痛切に感ぜられた。けだしこれは思想ではない。体験の賜物である。宅に帰ってみると、心はあまりに穏やかで物足りない位であった。

第三十八日　……食後二時間ばかり、先生の著『迷信と妄想』を読む。私自身が悪智のために邪道に踏み迷って、迷の中に迷を築いていたことがよく了解できる。私はジェームズの唯理論者の欠点のみを受けついできた。個々の分立した多くの事実を認めることができなかった。とにかく、雑然たる分立を統一して、そこに多少の満足と安心とを求めた。私はつねにこんな苟安《こうあん》（一時の安楽）に耽ってきたのである。思えば過去が恐ろしい。けれども将来といえども、否、今このペンを走らせつつある間も、自ら迷の中に進みつつあることと思う。古人が「修養はまず妄語せざるより始む」といっている。ただ私は今度指導されて自分本来に立ち帰る道を修得した。迷って行き詰まったら、再び自己に帰って出なおせばよい。ただその迷を破る努力が私の得る収穫であろう。

今日も平凡な一日であった。病気を一所懸命に心配していたときが、充実したときであったような気もする。かえって意義があったようにさえ思われる。平凡は流れの停止である、などと恐怖の心が起こる。私には今理想などというものはない。……

第三十九日（雨）食後は昼までぶっ通しで袋張りをした。七人でやると、瞬く間に仕上げられる。作業の合間合間に『動物の心』を読んだ。午後も引き続いて袋張りをする。雨が呪わしい。頭痛がしたけれども、その苦痛と私とは全く別物のように思えた。頭痛は頭痛、私は私。私は頭痛から分離して、完全な私であった。仕事にも読書にも少しも支障はなかった。……

第四十日（雨）……午後は雨傘を修繕して、夕食まで読書した。先生著「神経質の療法」の読むべき章節、注意すべき場所、必要な説明等を書き加えた。それはもと私らの連隊長であった○○少将にお送りしたいと思ったからだ。少将も神経衰弱で悩んでおられたが、修養の結果すでに固定した立派な人格をもたれていた。私も長らく少将の御薫陶に浴したが、どうしても安心するところまで行けなかった。私の煩悶はかえって強くなるばかりであった。少将の持説は欲を棄ててはじめて生きる。身を棄ててこそ浮かぶ瀬もあれの方式である。私が今日先生に指導して頂いたところとは窮極においては相通ずるであろうが、私の性質は外観上消極的に見える方途に安んずることができなかった。私が去年痔瘻で悩んでいたとき、私の友人が三人大学へ入った。私ははやる心、焦燥の感に苦しんでいた。少将は次の歌を送って下さった。

勝てば恨を買いぬべし、敗くれば心安からず、勝つと敗くるを捨つるこそ、夜半の眠の夢も安かれ。

私はこれがために一段の悩みを増した。しかも私の神経衰弱にはずいぶんと御同情下さったので、御厚情は永久に忘れ得ない。私は退院と同時に、先生の著書を持参して、お礼に行こうと思っている。午後はほとんど読書ばかりに過ぎたが、少しの疲労もなかった。本の読めることが一番うれしい。夕方雨は激しかった。先生の帰途が案ぜられる。……

［碁は一目余分に置けば勝つ。一目おろせば敗ける。勝敗は一定の条件によって定まる。勝敗の語にとらわれるから、種々の精神の悩みになる。「碁敵《ごがたき》は憎さも憎くし愛らしし。」われわれは一目

置かずに勝ちたい。これが人生の努力である。努力はわれわれ本来の面目である。勝敗を捨て努力を捨てては、そこに人生の何ものもない。われわれは安心が目的ではない。安心して努力するのが目的である。いたずらに勝敗の語にとらわれないことが安心である。」

第四十一日　……久方振りの天気で家外の仕事が多い。猿の箱を掃除した。猿公も天日を仰いで喜んでいる。溜まっている洗濯物を洗濯した。封書四通、ハガキ一枚を書いたが、スラスラと運んだ。今までは手紙を書くのが一番億劫であった。……

第四十二日　……姉の家に行く。姪や甥、祖母などのたくさんいるなかで、外界の刺激が多くて、思想の統一を破りがちである。しかし私は遠慮は遠慮のままに、気の毒は気の毒の思いのままに、不快は不快のままに私の心を通過した。執着のない私自身であった。いわゆる「無」が働くばかりであった。努力という感じもなかった。……

私は先生の宅を出るとき、私の性質に最も適する処世上の標語を請おうと思ったが、感ずるところがあってついにやめた。このことについて、○○君と少し論じた。○○君は「努力の二字を標語とするのに何の矛盾もない、私はこの言葉で、心を奮起せしめつつある」という。私はいった。「努力しようとして努力ができるものではない。『無』の働くところに、おのずから工夫もあり成功の希望もある。体験の想起という思想の仲介者がなく、己れそのままを仕事に打ちつけ得るところに力がある。体験には言葉を容れる余地はない。努力をしないで努力が湧く、面白いことじゃないか」と。

同僚の○○が、大学の第一次試験にパスしたとの報知があった。私は少しも驚かなかった。羨ましい心は起こった。そのままであった。私は僅かに八カ月の準備で悠々とパスして見せる、という自信があるからである。……就寝、午前二時半。

第四十三日　五時二十分起床。昨夜遅く寝たにかかわらず第一番であった。外はまだ小暗い。……寺で熱心に土掘りをしていたとき、先生御帰宅の電報が着いた、との知らせがあった。私は飛んで帰って、お迎えに行こうと思い、着物を着かえていたとき、先生はすでにお着きになった。家の中が急に明るくなったような気がした。○○○という人が先生のお話を承りに来ていたのを傍で聴いた。久し振りに先生の説話を拝聴して非常に愉快であった。先生は一昨夜、風波の海上をずいぶん苦しんで来られたうえ、東海道線を夜中に過ごされた。しかも帰宅後、服も脱がずして、信書その他の整理をなされている。先生は話された。「帰宅と同時に、休息に移ったならば、寝込まなければならぬ。何もせずにおれば、今でも船に揺られているような気持ちがする。高度の疲労から急に安息に移るときには、精神は急に弛緩して疲労に堪えられないようになる。作業を継続しつつ漸次に常態に復するようにしなければならぬ」というようなことであった。

昨夜は二時半まで起きていた。それは頭の麻痺感を故意に起こしてみようと思ったからだ。しかし麻痺感は起こったようにも思えなかった。ただ少し睡かっただけである。作業力なり読書の了解なりにいささかの減退をも見せなかった。そしてその睡気は真の私とは分離したものである。苦悩や不快は起こそうとして起こすことができるものではない、ということがよく解った。

第四十四日　……掃除をして朝飯を炊いた。朝食は久方振りに先生と一緒であった。一カ月目に先生のお話をしみじみと聴く機会を得た。渇した者が水を貪り飲むような気持ちである。一言一句も聴き洩らすまいとする努力がおのずから現われて、周囲の人のいるのも忘れた。ただ私と先生とがあるばかりであった。……

私は今日のお話ほど身に沁みたことはなかった。よく私の心に響きピッタリとくる。先生に退院のことを伺ったら、「よかろう」とのお許しがあった。私は先生から奥許し（師が奥義を伝えること）の一言を得たいために、今日まで先生をお待ちしたのである。先生から次のようなお話があった。「あるとき、勝《すぐ》れた左官があった。さらに腕を磨くために江戸に来て修業した。師匠はこれなら大丈夫だというので、雀躍して帰途についた。途中ふと思いつくと、奥許しを得ることを忘れていた。そこでわざわざ引き返して、壁塗りの極意を問うた。師匠はこれに対してただ、壁を塗るにはゆがまぬ竹を使え、と答えたのみであった。本人はこれを聴いて、悦び勇んで帰ったとのことである。極意はない。会得が極意である。」実に何ともいえぬ爽快の感に打たれた。

午前は妹や家や友達や諸先輩に手紙を書いた。母はどんなに喜んでくれるだろう。九年間、心配の絶え間なしに悩んだ、それが皆母の負担となっていたのだ。けれども私はこの喜びを説明する言葉をもたぬ。今は病は快くなった等という言葉は、気が臆して使えない。病ではなかったのであるから況《いわ》んや今は病ではない。……振り返って見れば、入院以来まさに五十日、何という大きな変化であろう。私はとても筆舌では説明し得ぬ。また説明したとて何になろう。私は病気などという小さなことは問題にしていない。多年熱望して得られなかった光明の国への道が明らかに照らし出された。私の胸は燃えている。腕は鳴っている。私にできぬことは何ものもない。医者であれば博士、政治家であれば首相になれる。私はまた一介の労働者にもなれる。紙屑拾いにもなれる。というような気分が脈流とともに全身に駆け廻る。こうして体得して帰るところのものは「無」である。五十日の修養――治療といいたくない――しかも得るところ、ただ「無」。私はこののちも迷うであろう。ただ「無」には迷うところがない。

退院第一日（八月三十一日）　四時半起床。外はまだ暗い。『恋愛の心理』を読んだ。ときには本を閉じて、昨夜先生のいわれたことを味わってみる。事実を事実のままに見ないから、気分や理智でものを見、判断するようになる。事実を離れて論議しても結着はつかない。言葉で表出する以上は、気分という漠然たるものから脱して、具体化した事実とし、あるいはその事実に近いものとして表出しなければならない。

皆が起きる頃から庭掃除を始め、座敷の掃除、水汲み等をした。先生の宅を辞するに当たり、私と患者一同に対し約二時間ばかりお話があった。

「言葉は人間相互が意志を疎通するために出来た一つの符牒である。多くの人に通用せず、各人によって見解を異にするような符牒は、流用の価値がない。たとえばマッチを取ってくれというときに、鋏を持って来ては困る。幸福ということでも、ただ自分が幸福と感ずるものということになると標準が立たないから、貧富、賢愚も同様ということになる。健康についても同様である。ただ主観的に自分の感じのままをいうのでは他人には通用しない。そこに共通の標準を立てるか、あるいはすべてその標準を認めず、各人勝手のものとするかよりほかに道はない。そこに一定の標準を立てるとすれば、ある一定の事実についてこれを認めねばならぬ。もしまたその標準を撤廃するとすれば、全く比較を離れた絶対のものになるから、そこに不健康とか不幸福とかいうものもなくなるのである。つねにけっして感情と事実とを一緒にしてはならぬ」とかいうことであった。

……従妹の梅野さんを大森に訪問した。外出が少しも苦にならぬ。いままでは訪問等は最もいやで、姉や母からせき立てられて家を出たものであった。今日は天長節で人出が多い。山の手線は鮨詰めであった。従妹の家は駅から二十分ばかりかかる。太陽は輝いて襦袢が湿っていく、私は読書しながら歩いたので、億劫さも腹立たしさもなかった。ただ歩いていることが、私に満足を与えた。こんなことはかつて経験したことがない。いつもの私なら、ユートピアを築きながら歩を運んだであろう。そしてその楽園は、汗や疲労やらで幾度か破られ、幾度か不快を覚えることだろう。従妹は落ちついている。私は今まで彼女と反対に恐れを懐《いだ》いていた。たえず圧迫を受けていた。今日はもう全くそんなことはなかった。十二時前、従妹と両国の国技館に出かけた。これは私が大正十一年夏彼女を大森に訪ねたときからの懸案であった。国技館では龍宮踊り、浅草では映画を見た。女と一緒に歩いても別に何ともない。五時半、従妹と浅草で別れて、淀橋の姉の家へ帰った。今日はずいぶん歩いた。かなりの疲労である。けれども、それは少しも私の活動を抑制しなかった。帰って庭と座敷との掃除をした。九時、姪と甥とを連れて新宿の夜店をひやかした。……

退院第二日（東京最後の日）……午後一時、麻布の少将宅へ伺った。あいにく、お留守で、四時頃帰られるとのことであり、また私と一緒に夕飯の準備がしてあるとのことであった。私は銀座へ出かけた。震災記念で、町々は事々しい中に淋しさがある。線香の香を銀座で嗅ごうとは思わなかった。松屋、三越は休業している。土産物は買わないことにした。菊秀で大工道具および鋏類を買った。これが私自身への土産である。四時頃麻布へ出かけた。少将は私を待っておられた。私はただ私の快癒した喜びを告げてお礼に参上したので、私の経験をほんの御参考までにお伝えに来たのである。共鳴するところが多かったのであろう。熱心に聞いて下さったので、私もつい多くおしゃべりしたのであった。私達が先生の御指導を受けはじめ、しみじみと苦痛を味わいながら、落葉拾いをしたこと、苦しい苦しいと思いつめながら仕事をしたことは、初一念に帰る道程であったこと、それを少将は「心頭滅却すれば火も亦涼し」といって同感せられた。私達は頭痛がする、本が読めない、頭の麻痺感があるというその事実に対しては、どうすることもできない。ただ自己のあるがままにあるよりほかに仕方がない。少将はこれを仏教の業だと説明された。

［業とは遺伝的または先天的素質のこと。］

私達は感情を抑圧したり、苦悩を排除しようと、努めれば努めるほど、感情は昂ぶり、苦しさは大きくなる。少将はそのことを「自ら努めれば、それはまた自らに還る」とかいっておられた。それから拘泥してならぬとか、結局は無に帰するとかいうようなことは全く一致した。またいかに南無阿弥陀仏を唱えても、仏をもって自分を助けてくれる手段と考えている間は、まだ己という殻から脱していないから、成仏することはできない、といわれる。それは私達の治療において、自己の執着から離れぬ間は、体験の域に到達できないと同様である。また少将は、私が日常の実際を軽んじて、軍の運用というような大きなことばかりを考えていたことを気づかれていたが、不親切とは思いながら、いわずに今日まで済んだが、今日それらのことについて体験を得たということは、この上もない結構なことだと非常に喜んで下さった。一時間ばかり話した後、銀座で飯を食いながら話そうというので、私達は出かけた。電車の中も食事中も、始終話した。私も夢中になって話した。八時半にお別れして先生のお宅へ参上した。駒込行の電車に乗ると、今までの昂奮は急に静まって『恋愛の心理』を読み始めた。こんなに緩急の区分が明瞭についたことは、かつてないことである。どこからこういう力が出たか私にはわからぬ。先生のお宅についてから、先生と私と正一郎さんと犬のエスも一緒に町を散歩した。かつてこれほど先生のニコニコした温容を見たことがない。私も嬉しかった。

［このように治ってくれる人のあるのが、私の生涯の喜びである。］

喫茶店で西瓜、アイスクリームなど頂いた。その間も散歩中もたえずお話があった。それから十一時頃まで、もとの私の居室で袋張りをした。明日、東京を立たねばならぬ、というような気持ちは少しもなく、旅行ということもごく簡単に片づけられるように思われる。姉の家に着いたのは十二時半頃であった。

退院第三日（帰郷、汽車中）五時起床。庭を掃除して最後の荷造りをした。今日は東京に「左様なら」を告げる日だ。いつもの私なら、ずいぶん感傷的な気分が湧いて、憾《うら》み多い別れを告げたであろう。七時義兄が新宿駅まで、見送ってくれた。

東京駅発車約五分前、私が着物を着かえようとしていたとき、「おい」と呼ぶ声が車外に聴こえたので、振り返ると、それは○○少将であった。私をわざわざお見送り下さったのである。そして青年指導のため随筆的に書かれた書物や、歎異抄や一枚起請文、その他信仰に関するものもあった。おそらくは昨夕の話に共鳴点を見出されたのであろう。御厚意は言葉に表わし得ない。

東京駅を出てから、甍《いらか》の波がつづく。海軍省の無線塔、帝国ホテル、宮城等が目立つ。いつもの私であったならば、きっと窓から首を出して、「さらば東京よ」などと詩人ぶったことをして、感傷的な自分を満足させたことであろう。けれども私はすぐ読書を始めた。○○少将から頂いた書物を読み耽《ふけ》った。こんな気持ちの転換がきびきびとよく行なわれる。

箱根の山中はいつ見ても気持ちがよい。興津附近で磯に砕ける白波を眺めたときには、得もいえぬ美という感情が全身に漲った。名古屋附近までは読書の人もあったが、それ以後はほとんど私一人が読書していた。真宗は私の家の宗旨であるが、かつて信心というものが、どんなにしても出てこなかった。今日、車中で歎異抄を読んだが、どうしてもピッタリと受け容れられなかった。「南無阿弥陀仏と申して疑なく往生するぞと思いとりて申す外には別の仔細候わず」とあるが、「疑なく往生するぞと思い取る」のは、まだ自己を離れ切らないので、いけないのではないかと考える。仏もなければ我もない南無阿弥陀仏でなければならぬと思う。真宗をもう少し研究してみたいと思っている。よき端緒を得たと思う。

神戸に着いたのは夜八時半であった。六甲の連山は黒く峭立している。ところどころにネオンが輝く。丘上に建てられた夢の家のような気がする。神戸で寝に就いた。

退院第四日（帰宅）　起床四時半。かつてこれほど車中でよく寝たことはなかった。午前八時半門司に着いた。義兄の家に到着。妹もいた。皆私が肥えた、私に威厳が出来たという。皆私に落ちつきが出来たという。実際その通りである。到着するやすぐに日誌を書いた。ずいぶん溜まっていたので午前中かかった。食後座敷の掃除をして庭の草を取った。妹はどうしてそんなに働くようになったのか、僅か二カ月でそんな働き者になれるなら私の夫も遣《や》りたいなどと冗談をいっていた。

午後五時、門司を発って今津に向かう。八時半、家に着いた。父も母も私が肥えたという。肥えたことが快くなったことと思って喜んでくれる。とにかく、母の負担を軽くすることができたことは、私の大きな喜びである。夕食後、座敷を掃き二階を掃除した。家中が取り散らかっているので、気がムシムシする。「お前の嫁になるものはずいぶん助かるよ」などと冗談をいわれる。夜日誌を書くところに母が来て話し込む。東京では盛んに仕事をした。大村に帰っても仕事をするつもりだ。それで大工道具と裁縫の道具とを買ってきたと話すと、そんなことばかりしていては、勉強はできないだろうと心配する。いやその方がかえってよくできるといえば、そんなことがあるかなあと半ば疑い、半ば感心している。母はまた再発することはなかろうかと心配する。薬で癒ったのなら逆戻りするかも知れぬが、心を治したのだから大丈夫といえば、若いのに似合わぬ悟りなどとはと感心する。母から治療上の種々な質問や、妹のことなど、次から次へと聞かれて閉口した。

退院第五日　起床四時半。まだ誰も起きそうにない。『神経質』の論文を読む。幾回読んでも新しい気持ちがする。そのたびごとにまだ気づかなかったところに大きな感銘が得られる。読めば読むほど味が出る。両親が起きて、後に掃除をし、母を手伝って雑巾がけをした。雨はまだ降っている。私は裸になって裏の畑に出た。二カ月前に私が上京するとき、二、三日かかって、やっと一坪の広さだけ草取りした畑が、そのままに草に埋もれている。あの当時の苦しさを思い出す。私はあのとき、もし今度東京の治療で癒らなかったならば休職しようと思った。思わざるを得なかった。草を取っている間、母は幾度か「やめよやめよ」と呼びに来た。母は「たえず何か仕事をして気を紛らしていればいいのかね」という。気を紛らしてはいけない、いつも真剣でなければいけないのだ」と答えれば、ただフーンという声があるばかりである。「薬は飲ませずに、仕事をして癒るなんて、奇態な療法だね、先生もやはりお前のような病気になられたことがあるのだろう」とか質問の矢は引き続いてくる。「そうです、先生も大学時代、ひどい神経質で、生死の境を往来されたのです。しかもそれを御自身で治されたのです」といえば、「そうだろう。それでは先生は今日では頭痛がしたり、気分が悪かったりすることはあるまいね」といわれる。私もちょっと困った。私の説明が母に解らないことはわかっている。ただありのままの答よりほかはない。「そうですね、先生もやはり頭痛や気分の悪いこともあります。」母には不満な不親切な答に思われたに違いない。母の様子がそれを物語っていた。説明に深く入れば入るほど、嘘のように取られがちである。私は南無阿弥陀仏に結びつけてお茶を濁した。母は南無阿弥陀仏党である。

退院第六日（郷里より福岡へ）　……この頃新聞や雑誌小説など下らぬ気がして、読む気になれぬ。かつてはそんなものばかりでなければ読めなかった。朝から豪雨で、川にはずいぶん水が増した。父も母も今日の出立はやめよという。でも予定を狂わしたくないので、立つことに決めた。出発は決まっても裕々たるもので、座敷の掃除をしたり雑巾がけをした。

午後六時半、福岡の義弟の家に到着。夜は義弟と、主として私の治療のことについて話した。私のいうことは俗離れがし達観している。しかし日常の実際には役立つまいと義弟はいう。またきわめて消極的な観方、考え方であるともいう。話の進行につれて、少しは解ってくれたようであったが、お互に尽くさぬ不満を胸に秘めて床についた。

退院第七日　四時過ぎ、目が覚めたので、まだ起きるには早いし、神経質の治療ということと教育とについて比較して考えてみた。種々応用すべき点があり、大きな研究問題がある。五時起床、暗がりの中で手に触れた本を持って外に出た。雨は晴れて実に気持ちがよい。西公園へ通ずる大通りをただ一人行く。本はと見れば兵器学で、頁を開けば砲弾の構造である。そのまま読み始める。軍事学の本を読むのはこれがはじめてである。前には私が一番怖いのは、私の専門の書であった。いくら読んでも頭に入らぬ。入らねば入らぬほど、同じところを繰り返す。ますます解らぬ。しまいには泣きそうになってやめる。私はいくら低能でもよい。本が読めさえすればよいと願った。人が二度読むならば私は十度読もうと思った。読もうと思っても読めないほど、不幸なことがあろうかと慨《なげ》いた。けれども今日は、ずんずんと進んで、面白いように頁が繰れる。約四十分ばかりの間に、六頁を読んだ。もとは一時間に二、三頁、しかもそれがきわめて不完全な理解と記憶とに過ぎなかった。

八時半家を出て、途中新道でお針道具を買って笑われる。十時汽車に乗る。車中友人Tに会う。私は以前より鋭くなったという。午前零時半、牛津に下車。清水観音に参詣して、滝に打たれてみようと思いつく。目下の私には、観音様にお願いする願いをもたぬ。一つ身体を鍛《う》ってやろうと思う以外に他意はない。清水行の自動車に乗り、三時過ぎ、宿屋に着く。落ちついてから滝の見物に行く。行者が四、五人いる。この辺りに十数軒の宿屋があるが、皆これらは病人のために出来ている。私も裸になって滝壺に入った。寒かろうとか怖いとかいう予期から離れて、ツカツカと進み入った。人がやっているからできないはずはない、とかいう意地張りや理屈はもちろんなかった。一時に冷たい水が頭から落ちかかる。ああ冷たいと震えたまま四分ほど浴していた。宿に帰って、『杜甫とミルトン』を読む。……

退院第八日（雨）……今朝もまだ雨が降っている。洗面後、傘をさして滝壺へ出かける。こんなに早く出かけるものは俺以外にあるまいと己惚《うぬぼ》れる。行ってみると、三十ばかりの若者が、御堂に坐して一心に滝壺に向かって経を誦《ず》している。出鼻を叩かれたような感がした。着物を脱いで滝壺へ飛び込む。少しの猶予もなく躊躇もなく、素直に滝に吸い込まれていく気持ちが面白い。

雨のために発つことができず、午後三時ようやく自動車が来た。午後七時、佐賀に着き、鰻屋旅館に泊る。食後映画を見に行く。見るということがきわめて気楽になった。今まではタイトルを見ると必ずそれを暗記してしまわないと心が納まらなかった。タイトルの消えたとき、急いでそれを暗誦してみて、できないときは「自分の頭はまだ悪い」などと、見るもの聴くもの、すべてが頭の試験であった。芸術に対しては、己れの心そのままで見たならば、不十分とはいえ、自分の批評ができると思いながら、手前勝手な批評をしていた。悲しい場面があれば、ことさらに心を他方面に転換して、これが芸術観賞の態度だと己惚れていた。これが感情の激越に打ち勝つ一法だとも考えた。今夜は実に気楽に見られた。悲しきは悲しみ、可笑しきは大笑した。隣席の人が耳をそばだてる位に、大声を出して腹から笑った。……

＜以下、連隊に戻ってからの様子を誌した日記が続きますが、現在ではその内容がかなり把握し難くなっているもの判断して、割愛することとします―編集部＞

退院第二十一日　……日誌は以上を以て終結と致します。実際私は今間断なく働いています。この頃は何かしていないと気持ちが悪い。私が何もせずにいるのは、上官のお話を承るときと机に向かって居睡りするときと、そして睡眠の間とであります。けれども私はただやっているだけで、仕事とか勉強とかいう感じは少しもありません。

ただいま集会所の文庫から、ベルグソンの哲学を見つけてこれを読んでいます。私の胸にピタりとくるときには、嬉しさがしみじみと湧きます。ベルグソンを読んで、幾分でも解るようになったことをこの上もなく有難く思っています。私のこの後は、どうなって行くかということは少しも知りません。けれどもただ拘束のないゆたかな心で流れつつあります。

〈以下、五通の書簡が掲載されていますが、これも先と同じ理由により割愛します―編集部〉

大正十五年五月、同君は上京して、陸軍大学入学試験を受けた。成績は上出来であった。

17 神経質療法による治療成績

本療法の要点

私のこの療法は、まだ適当な名称がないが、京都の宇佐（玄雄）君は、かってこれに「森田法による自覚療法」と名づけたことがあった。

その方法は拙著『神経質及神経衰弱症の療法』中に詳しく記載してある。その要点を挙げると、隔離療法であって、患者を入院させ、はじめ四—七日間、無言で絶対臥褥をさせる。その間洗面、便所に行くことだけは許すが、その他一切患者の気を紛らせるようなことをさける。不眠を訴えるものは、自然に眠くなれば、いつでも眠り、眠くなければ一夜でも二夜でも、自分でけっしていろいろと眠る工夫をしてはいけない。恐怖、煩悶のあるものは、寝たままで、十分その苦痛を味わわせる。けっして自分で気を紛らせる工夫をしてはいけない。

次には起床して作業療法に移る。その間昼間はつねに戸外にいなければならぬ。夜も夕食後日記を書くほかは、他の室で夜業をして、けっして自分の室に閉じこもってはいけない。はじめ二、三日間は筋肉労働は一切避けて、落葉拾いとか枯葉取りとか、ごく軽い仕事を徐々にやらせる。その後次第に掃除、風呂焚き、畑いじり等、心の向くままに労働に移らせ、日数がたち、十分に仕事に身が入るようになってのちに読書を許し、買物に外出を許す等、一定の順序がある。その間に、自ら本人の心身の自然発動による生の欲望を体得せしめ、一方には、私のいう思想の矛盾を打破して、純一に苦痛、恐怖を味わわせ、欲望と恐怖との調合を会得させるのである。その間これを指導するにはその精神的態度を教える必要があるけれども、けっしてドゥボアやその他の説得療法のように理論的に患者を説服するのではない。つねに患者の体験をもととして、これを解説し、その応用の実際を教えるに止まるのである。理論はつねに思想の矛盾に陥って、非常に体験の障害になるものである。だからこの療法は、自分でその一定の規定に自分を当てはめて、予定の理論で自分を導くというわけにはいかない。自分の一切を他力の指導に任せて、成り行きのままに、ただやっていくという態度でなければ、その効果は、けっして短い日数で挙げられるものではない。

治療成績

私がこの治療法をここ七年間に行なったものは、（1）普通神経質、六十三人、（2）強迫観念

症、五十五人、(3)発作性神経症、六人、合計百二十四人、(男百十五人、女九人)である。

このうち、発作性神経症が少数なのは、この症は、入院せずに治るものが多いからであって、私の著書を読んで治ったというものも多いのである。

なお次に挙げる宇佐君の治療成績が非常に良好で、私の成績が悪いのは、思うにその入院患者の性質による相違であって、たんに数字の上ばかりではわからないことであろう。私の方は、病室が少なくて、できるだけ入院させないで、外来で治療し、治りにくくて仕方のないもののみを入院させるためかとも思われる。で、私の治療成績、すなわち私の学説の効果を正しく知るためには、私の診察をしたものの全部を調べなければならないわけであるが、外来のものは、その治療の経過を十分に調べることができないから、したがってこれを統計的に見ることもできない。たんに治ったというだけならば、私の著書ばかりでも治るものが多いけれども、その治らない方面の状況を知ることができないから、やむを得ず、入院療法をやった者のみを調べることになるのである。

1 普通神経質

総数六十三人(このうち女は僅かに三人。つまり女は家庭の都合で、容易に入院ができないのである。)

このうち、全治三十九人(六二%)、軽快十九人(三〇%)、未治五人(八%)。

入院日数は、全治者の大部二十六人（六七％）は、二カ月以下三十日以上である。そして二十日以内の短日数が七人（一八％）、三カ月以内二カ月以上の長日数が一人だけである。

軽快者は総数十九人（三〇％）中、二カ月以内、四十日以上が六人、二十日以下が五人である。退院後に全治したものもあるが、また再発したものもある。

未治者は総数五人で、そのうちには、老年性で精神衰弱あるもの、あるいは身体虚弱、意志薄弱性のものあるいは精神低能のもの等である。つまりその診断が純粋の神経質でないのである。

年齢は総数六十三人について、十七歳以上五十五歳である。十七歳以上十九歳が七人、二十歳以上二十九歳まで、三十四人（五四％）、三十歳以上四十九歳まで、十八人、五十歳以上五十五歳までが四人である。

職業は、実業家、会社員等、最も多く十八人、学生十七人、商人九人、農八人、小学教師三人、職人二人、医師、薬剤師二人、軍人二人等である。

症状は常習性の頭痛、頭重、頭圧、頭部シビレ感、顔面糊づけ感、後頭部頸部緊張、圧重、冷却感、口蓋圧重感、眼痛、不眠、多夢、悪夢、盗汗（普通の盗汗でなく、不眠恐怖、不安のために起こる発汗または発汗の感）、眩暈、卒倒の感、船暈の如き感、耳鳴、頭鳴、頭内朦朧、精神茫乎、逆上、周囲のものの動揺感、肩凝、腰痛、背痛、腹部圧重感、手足冷却、心悸亢進、脈搏結滞、死の恐怖、精神不安、精神錯乱恐怖、胃アトニー、消化不良、便秘、疲労性、無気力、記憶減退、心配性、空想、煩悶、その他遺精早漏、排尿後、尿の残る感のような生殖器に関する症状等、主訴は十八十色、種々雑多で、多くはこれらの症状を併有し、単一なものは稀である。なかんずく、頭重常習を主訴とするもの二十二人、不眠を主訴とするもの十六人、眩暈五人、心悸亢進五人、生殖器性六人、精神不安四人、耳鳴、便秘各二人等である。胃アトニー症は早く治るが、便秘はつねに一カ月以上を要する。

発病以来の日数は、一カ月半より二十二年に及び、一年以下十九人、一年以上二年以下七人、二年以上三年以下五人、三年以上五年以下十六人、五年以上十年以下十一人、十年以上二十年以下四人、二十二年一人である。五年以上もなかなか多く二四％である。

発病時の年齢は、十三、四歳以上五十歳以下であって、二十歳以下三十人（四八％）、二十歳以上三十歳以下十七人、三十歳以上五十歳以下十六人である。

発病の機会的原因は、その動機の著明でないものが三十三人（五二％）、流感、蓄膿症手術、肋膜炎、肺尖カタル等、身体病後に起こったもの十六人（二五％）、試験、生活上の心身過労、物事に熱中したため、卒倒その他の患者を世話したこと等の精神的感動によるもの十一人（一七％）等である。これによっても、いわゆる神経衰弱症が過労によって起きるとかいうことは、あまり大切な条件でもないし、また種々の病後に起きるということも、神経質の精神的素質のないものには、容易に起きるものではないということがわかる。

私のところに来るまでに、従来患者の試みた療法は、まず医薬、売薬を始め、「カルシウム」、食塩水、リンギャ氏液、「マキヨヂン」、「ウリヒン」、「スペルマチン」等の注射療法、土田、田村、狩野、伊藤、坂口ら諸氏の注射を受けたものもあり、阿片療法、転地療法、電気療法、「マッサージ」、「ジアテルミイ」、「オキシヘーラ」、吸引療法、鍼灸療法、前田氏潜伏遠視療法、紅療法、静座法、坐禅、自彊術《じきょう》、催眠術、気合術、霊動術、大霊道、宗教療法、その他の心霊的療法等、ほとんど枚挙に遑《いとま》ないほどで、はなはだしきに至っては、医師にすすめられて、精神転換のため、女を買ったものもあり、また肥厚性鼻炎の手術を四回受けて、もはや切除するところがないまでになったものもある。

眩暈、心悸亢進、卒倒の感をもっていた一患者は、発病以来四年間、三、四カ所の病院に入院し、五十二人の医師の診察を受け、医療、精神療法、通俗療法、迷信療法等、ほとんど尽くさないものはなく、「ヴェロナール」頓服を一カ年持続し、発病以来、数回反復して、二、三カ月にもわたって、氷嚢、氷枕、鉢巻をして絶対臥褥し、食事にも頭をもたげ得なかったことがあった。

また強迫観念症の一患者は、これまた発病以来四年間に、六十余種の売薬を試み、催眠術、気合術はもとより、水治法、指圧療法、哲学療法等を受け、あたかも治療遍歴者の観があった。

なお、梅毒反応ということについて、神経質でも、かつて梅毒にかかったものには、その反応のあることは当然のことである。しかるに多くの医者は、その反応があれば、ただちにこれを梅毒性の神経衰弱と考えることがある。それは神経質というものの診断ができないからである。梅毒反応があって、これとその症状とがいかなる関係にあるかということをくわしく考察しないで、盲滅法に、梅毒の注射をしようとするのである。前に挙げた五十一歳の男と四十一歳の男とはいずれも血液ワッセルマン反応が陽性で、従来すでに一、二年来、サルヴァルサンの注射を受けていたが、私は二例ともに、神経質の診断を確定することができて、駆梅療法とは全く無関係に、これを全治させ、今はすでに四、五年を経たけれども、今日まで再発しないで、ますます盛んに活動しているのである。ただ麻痺性痴呆という恐ろしい精神病の初期と神経衰弱との区別は一般にはなはだ大切なことであって、そのために梅毒反応の如何が必要な関係になってくるけれども、その鑑別も専門家には、さほど難しいものではない。神経質は、自分が精神病になるのではないかということを非常に恐れるけれども、麻痺性痴呆にはその恐怖はないのである。

2　強迫観念症

総数五十五人（うち女四人）のうち、全治三十二人（五八％）、軽快二十人（三六％）、未治三人（五％）である。

入院日数は、全治者三十二人について、十四日以上一年二カ月であって、二十一日以内五人、三十日以内二十二日以上二人、四十日以内三十一日以上十八人、三カ月以内四十一日以上十四人、一カ年二カ月一人である。そして三十日以上三カ月以内の全治者が最も多く、七五％である。

従来強迫観念の治療は、ほとんど一定の確信あるものなく、且つ一度治癒するも、再発しやすいものであることは、一般に認められているところであるが、私の特殊療法により、普通神経質とほとんど同様の比例により、全治することのできるのは、きわめて興味あることである。また入院一年二カ月間の経験によって、強迫観念が長くとも、ついには治癒し得べきものであるということが知られるのである。この患者は拙著『神経質及神経衰弱症の療法』第十五例、五十七歳の女で、二十二年前に発病した不潔恐怖患者である。大正二年以来、六カ年間に数カ所の精神病院に入院して、少しも治癒の見込みのなかったものであるが、私の治療後、すでに六年になるけれども、再発を見ないのである。

また前に挙げた四年間に六十余種の売薬を試用したという患者は、赤面恐怖を主症としていたが、一度私のところに入院し、不充分で退院し、一年余を経て再入院し、前後三カ月半で全治することができた。

次に軽快者の二十人は、入院日数七日以上二カ月半で、四十日内十二人、それ以上が八人である。このうちには退院後全治するものも、あるいは再発するものもあろうと思われる。

症状は、赤面恐怖を有するもの二十五人、読書、書字恐怖五人、不決断恐怖四人、不潔恐怖、疑惑恐怖、瀆神恐怖、各三人、肺病恐怖、精神病恐怖、狂犬病恐怖、各一人、性的強迫観念、二

人、窃盗恐怖、不徳義恐怖、縁起恐怖、火事恐怖、騒音恐怖、夜恐怖、鼻尖恐怖、各一人であった。これらの患者は、もとよりただ一種の恐怖を有するものは少なくて、多くは種々の複雑なる症状をもっているものである。

患者の年齢は、十七歳以上五十七歳で、十九歳以下六人、二十歳以上二十九歳以下四十一人、三十歳以上三十九歳以下七人、五十七歳一人である。

発病以来の日数は、四カ月以上二十二年であって、一年以下四人、一年以上二年以下十四人、二年以上五年以下十九人、五年以上十年以下十四人、十年以上四人である。

発病時の年齢は、二十歳以下三十七人（六七％）、二十歳以上三十歳以下十五人、三十歳以上四十歳以下三人である。

患者の職業別は、学生最も多く二十六人である。これはもとより入院に最も都合のよい境遇であるからである。次に商人九人、教師六人、農三人、医師、薬剤師三人、官吏、会社員四人である。

発病の機会的原因は、その著明でないものが大部分を占めていて、三十人（五〇％）で、その中には、たとえばあるとき突然、下婢某とともに散歩することを空想してよりとか、あるいはある人と談話中、ふと口内に虫の匍《は》うような、また笑うような感が起こってよりとか、あるいは成績優秀の同級生に対して羞恥の感を抱いてよりとか、あるいはまた多数の人とともに作業中、他の人の分が自分の方にまぎれ込んでいたことよりとかの機会的原因を挙げる者もあったが、これらのことは、日常何人も経験することで、これをもってとくに原因とする必要を認めない。フロイト氏らの見解によれば、精神分析的に、既往に遡って、このような小事実から、病的観念の複合体を求めるのであるが、これはたんに心理学的に興味あることではあろうが、私は本症が起こるのは、先天性の精神的傾向によるのが最大条件と考えるのであるから、治療上において、その観念複合体を発見する必要を認めない。ただ心身の疲憊、感動等、特殊の機会的原因なく、また発病の時期も不明瞭で、徐々に起こったものは、その精神的傾向がはなはだしいものであるから、したがって治癒も困難と見なければならない。

次に精神的感動から起こったもの十九人、内に父母同胞等の死亡もしくは病気を心痛して起こったもの四人、学校で嘲笑され、あるいは隣席の者にやぶにらみといわれたこと等から起こったもの、その他家事の心痛、結婚のとき、杯を持つ手の震えてから、結婚後、妻を疑ってから、登山の際、一友人を正視し得なかったため、等から起こり、また自家の畜犬に咬まれてから、狂犬病恐怖になったものもあった。

また身体病を機会として起こったものが六人で、肥厚性鼻炎、蓄膿症の手術、抜歯後、出血の止まらなかったこと、肺尖カタル、酩酊後に起こったもの等がある。

強迫観念と過敏性体質との関係は、ほとんど注意するに価しない位である。とくに過敏性体質として認め得るものはただ稀にあるのみである。体格の強弱、栄養の如何には関係はない。

3　発作性神経症

総数六人（うち女二人）でうち、全治四人、軽快二人である。

入院日数は十二日以上五十五日以下で、二十日以下二人、三十日以下二人である。

患者の年齢は、二十四歳以上六十九歳である。そのうち、三十六歳以下二十六歳以上が四人である。

発病以来の年数は、七カ月以上十年以下である。

機会的の原因は、二人は父の死、病妻の看護に際し、ともに飲酒後に発病し、他の四人は、原因不明で、夜中、電車内等にて急に起こり、また手淫に関係して起こった、とかいうものもあった。

症状は、心悸亢進発作五人で、胃痙攣様発作一人である。前に挙げた六十九歳の女がそれであって、十二日間の入院で全治した。心悸亢進発作の一例は、二十四歳の男で、前掲拙著中の第三十九例である。

軽快者二人のうち、一人は三十六歳の女で、十年前、卵巣嚢腫の手術を受け、平常頻脈のものであったが、入院十八日間で中途退院し、のちに全治したものである。

治療の効果

治療の日数および効果は、患者の素質、性格の如何によるもので、低能もしくは意志薄弱性のものにあっては、いたずらに長日月を要し、しかも効果は軽快もしくは不完に終ることが多い。症状の複雑重態であるのと、単一軽症であるのと、発病以来の年月とには、ほとんど無関係である。前述の治験例中でも、発作性心悸亢進および普通神経質で、十年間、全く業務に堪えなかったものもあり、従来諸種の治療法を遍歴した患者に、かえって治療効果が著しいのは、その患者の意志が弱くないという一面を示すものと見ることができよう。

神経質者の気質として、生の欲望旺盛で、且つ一方には自己内省の力が強いものであるから、自らその欲望と内省との間に、精神的葛藤を惹き起こし、種々の病覚煩悶となり、神経質の各症状を起こすに至るものである。私の特殊療法は、これら患者の誤想を破壊し、葛藤を調和し、純粋に自己本来の性格を発揮せしめるものである。このようにするとき、患者の神経質症状は、消失全治するもので、その人は、病前に比し、はるかに活動家、努力家となり、学生ならば成績優良となり、事業家はますますその業に発展し、且つ生活上のすべての艱難に堪え、境遇の変化に際しては、十分それに適応し得るに至るのである。大正十二年の大震災に際して、自己心身の力量を実証したといって、本療法に対して、感謝したものも多数あり、また従来家庭にあって、平和破壊の中心となっていたものが、本療法を受けた後、穏健且つ活動の人となって、家庭の人に喜ばれているものもある。あるいは頑固な不眠症を全治させた二十歳の高等学校二年生のある青年は、「近頃は深い沈黙のうちにも、厳《おごそ》かな生命の悦《よろこ》びを味わっていつも力強い感激に打たれています、心を生かし魂を生かし、身体を生かし、そうして生命を生かして下さる先生には、今まで逢いませんでした」と通信の一節にいってきた。たんに病を治すのみでなく、自己の人生を生かすを得たところの精神的一大転機であった、とは多くの患者の告白するところである。

一般に神経衰弱の療法で、入院により、患者を心身調和の適当な境遇に置くときは、当然諸種の症状は軽快するものである。けれどももしこれがたんに閑静な生活正規法に止まったならば、それは転地や温泉治療等による軽快と、何らの根本的相違がないのであるから、当然再発は免れないところである。

なお私の治療の実際について、患者は一定の時期になると、必ず「胃部の不快が快くなった」「頭痛がなくなった」「強迫観念の苦痛が楽になった」とか悦んで告げるのがつねである。

その際、医師もまた患者とともに悦ぶのが人情であるが、医師はけっして悦びの色を見せてはいけない。何となればこれによって、患者に目前の安慰を与え、精神を弛緩、怠慢に陥らせるからである。患者から苦痛が去るのは、現在の生活状態の良影響のためで、それはたんに一時的なもので、爽快の後には、必ずまたつねに苦痛が来るのを覚悟しなければならぬ。苦痛と快楽とは、つねに消長変化するもので、苦痛も恐るるに及ばず、快楽も悦ぶに足らぬ。われわれ人間が生の欲望を追うには、すべからく苦楽の上に超越しなければならぬことを患者に懇々と教え諭さねばならない。もし普通神経質ないし強迫観念症で、たんにその苦痛が去ったというだけでは、将来何らかの機会に遭遇して再発するのは免れないところである。

18　宇佐玄雄氏の「森田氏神経質療法による治療成績」

これは神経学雑誌、大正十四年十二月号に発表されているものであるが、その要点をここに抄録しておこうと思う。

同氏は大正十二年五月から二カ年間に、総数四十五名を治療し、そのうち全治三十九名、軽快六名であった。同報告中には、その各例の症状および経過を簡単に挙げてある。

患者の年齢は、十五歳より七十六歳に及び、発病後の日数は、五日から五十日ばかりに及んでいる。入院日数は、最短六日、最長五十八日間である。

そのうち、七十六歳、材木商は、発病以来、四十余年間の久しきにわたって、諸多の治療を受けたけれども、効果のなかった頑強な神経質者であったが、本療法により、三十三日間で確実に全治した。

同氏の本療法に対する批評を摘録すれば、左のようになる。

神経質者の症状はすでに患者の主観にとらわれたもので、その身になってみれば、事実同然であるから、これに対して「気を取り直せ」とか教えるのは、あたかも餓えたものに、食物の名を唱えて、それに飽きさせようとするようなもので、とうてい患者の主観を支配することはできない。死の恐怖、妖怪の畏怖へのようなもの、皆これわれわれに本来具わる感情であるから、智的説明によって、これを除去することはできない。真の理解は、体得によるよりほか仕方がない。体得とは、食わねば砂糖の味がわからないのと同様である。もし患者の感情基調を無視して、いたずらに智的に追及しようとすれば、それはかえってますます体験の境地と遠ざかるばかりである。森田氏は、この関係を禅でいう繫驢橛《けろけつ》（ロバを繫ぐ杙。つまらないことに心を縛られること）の愚に譬《たと》えている。このため、ドゥボア氏のような理論説得療法では、この誤った思想の葛藤より起こる苦悶を脱却することができないのは明らかである。森田氏の療法は、よくこの理に基づいて、理論に訴えず、文字言句を立たせず、人間本然の性に任せて、端的に自己本来の面目を体験させるものである。

その基礎的療法として、特殊な規定を設けたことは、私にいわせれば、譬えば濁った河水は、間断ない水流のために、容易に清澄することがないけれども、一度これに閘門《こうもん》を設けて、水を堰き止めれば、水は静止によって自然に澄明し、のち徐《おもむ》ろに開闔するときは、再び本来の清水として流れ、その鏡のような水面は、よく万象を映すに至るようなものである。このように水が低きにつくのも、砂塵が沈澱するのも、皆そのものの本性の然らしめるところである。実際施療に際して、その病苦を慰める工夫を断ち、症状の訴えを不問に附し、あらゆる不快の症状をそのままに忍受させることは、これによって患者は、その症状に対して注意を集注し、これを観察しようと試み、あるいは患者によっては、ただ一途《いちず》に苦感の内に没入すべく、すなわち一はすでに病を知り、一はすでに病を感ずるに至るのである。これこそ理智と感情との「精神交互作用」の連鎖をここに截然《せつぜん》と離断されたのであって、精神葛藤の苦悶は自然に霧消するに至るべく、あたかも敵に対して必死のとき、執着なく、工夫を用いないから、いわゆる「還って鎗頭を把りて刺入を倒す」というようなものである。またつねに患者が訴えるような間断なく脳裏に襲来する雑念は、患者にそのまま雑念させ、強いてこれを除こうとしないようにするのも同様である。その思いつめることによって、かえって分別思案の余地がないようになり、心の葛藤の因がなくなり、精神は自然に平静となって、雑念は次第に雲散するようになるのである。古歌に「思はじと思ふも物を思ふなり思はじとだに思はじやきみ」とあるのもこの心であろう。沢庵禅師が、兵法を教える語に、「此心にあるものを去らんと思ふ心は、又心中のある物となる、……還り去りて自ら無心となる。急にやらんとすれば行かぬものなり云々」とあるが、このことであろう。

われわれの感覚及びこれに伴う情緒は、その快と不快とを問わず、ただそのままに正しく感じさせておくのも同理であるけれども、およそ感覚は、その刺激の持続によって次第に強さを減じ、感情はこれを放任すれば、時を経て自ら消滅するものであって、その結果は、禅語にいう「正受は不受」の境地ともいうことができ、また風のまにまに動く柳の枝に雪折れのないようなものである。このようなわけであるから、患者がもし雷鳴を恐れれば、耳を蔽わないで、よくこれを聴かせるようにし、また電灯の下で眠ることのできないようなものには、ことさらに電灯を消さないようにして寝かせるとかするのである。これが神経質者に対する最も親切な対症療法というべきである。

また発作性神経症、あるいは症状が間歇的に来る患者、もしくは不眠恐怖、悪夢恐怖、夢精恐怖等の患者に対して、「今一度発作を起こしてみよ」とか、「今夜さらに詳細にその状況を観察せよ」とかいい、あるいは吃音患者に、吃音の練習をさせるとか、書痙患者に故意に、手を震わせて書かせる等のようなのは、いずれもその積極的態度によって、患者の予期恐怖を中和させようとする方便である。「向はんと擬すれば便《すなわ》ち背く」とか、また幽霊研究者が、幽霊を見ないとかいうのと同理である。

これこそ従来かつて見ないところの森田氏の見解による特殊な恐怖破壊法である。なおこの方法が、やや奇抜なようで、一見冷淡且つ乱暴なようであるために、患者が医者を信ぜず、治療法を疑うことがあるけれども、ドゥボアのように強いてこれを信じさせようとはしない。疑うままに疑わせるのである。これはその疑う心と病を治したいという心との間の煩悶を徹底させ、ついに意尽き理窮まって釈然として自ら明らかになるに至らしめようとするためである。いわゆる「大疑ありて大悟を得る」も、つまるところ絶対境地に到るためである。

このようにその療法は、実に森田氏の独創的卓見によるところがはなはだ多く、従来行なわれた暗示療法、生活正規法、説得療法、精神分析療法等の如きとは、大いにその趣きを異にするのである。

このように見てくると、本療法は、実に合理的、根本的な自然療法であって、その着想が、人心の機微を透察した、その工夫の巧妙な、その按配の周到整然たる、その実際施療における老婆心の切な、実に従来行なわれたこの種疾患の療法中、はなはだ卓越したものである、といってもあえて過賞ではなかろうと思う。

なおここに一般民衆のために一言すべきことは、本療法が、精神療法であるということによって、ただちに世上多く見る催眠術師が行なうような療法や、心霊療法もしくは宗教的形式を加えた療法と同一視するものがあれば、それは玉石混同もはなはだしいものである。ただたまたま本療法は、あの修禅の道程と酷似していて、あたかもその縮写のような感があるけれども、あれは徹頭徹尾、宗教であって、これはあくまでも科学である。禅では「夫れ坐禅は身を端し、意を正しくし、己れを潔くし、心を虚にし……従《たと》ひ事の来るを憶ふとも、情を尽して放棄せよ、静定の所に向て正念諦観すべし」と教えるけれども、こちらでは、このような準縄と警策（規則や戒め）とを要しない。禅では作業の徳を讃えて「一日作《な》さざれば一日食はず」とかいうけれども、こちらでは作業の価値を説かず、目的を論じない。ただ自然の発露に任すのみである。禅では悟後の修養を説くけれども、こちらでは再発の予防を要しない。蓋し当然の事と思われる。

本療法による治癒は、体験自証によるものであるから、一度悟ったものが再び迷わないように、再発させようとしても再発することはできないのである。ことに神経質者の特徴である強い生の欲望を善導助長するものであるから、たとえば渋柿が一変して甘柿になるように、病が治るとともに翻然、活動家、努力家となり、それが自然に拘泥、執着を離れるのであるから、自ら生活上のすべての艱難に堪え、境遇の変化に対して、よくこれに順応し、何の障害も感じず、玲瓏《れいろう》自通するようになる。しかもその本有の自制力とともに、心の欲するところに従って矩を越えないといった活達自在な生活をなすようになる。これがすなわち真宗で教えるところの「不断煩悩、得涅槃」の過程である。ある患者は、土をいじることもできず、久しく本業の陶工を休んでいたものが、遠く台湾地方に出稼ぎして奮闘するようになったり、ある患者は、従来美食を求めて栄養のことばかり考えていたものが、全然食物に頓着しないようになり、また「何ごとも嫌と思わず、かえって一つでも何か用事をしたい、という気になり、前のようなつまらぬことを考える暇がなくなった」というような、あるいは「力が余って隣家の庭の掃除する」とか、あるいは「沢庵漬の真味を知った」とか、「便所掃除に妙味を感じた」とか、いずれも治療後の患者の告白である。

およそ治病の要義は、ただ当病を治するばかりでなく、ますます健康を増進し、活発な生活を営ませて天寿を完うさせるところにある。なお本療法は、その応用の途がはなはだ多くて、他の器質的な病を始め、一般衛生、教育、宗教、さては日常精神修養上に、大きな価値があるものと思われるのである。

解題

森田正馬先生が本書『神経衰弱と強迫観念の根治法』を出版されてからすでに二十余年を経ているが、その中にもられている先生の画期的な創見は、今日に至るまでその声価を落とさないばかりでなく、ますますその光輝を放っている。

実効の疑わしい治療法は毎年の如く現われて学界を賑わすのであるが、その大多数が泡沫のように消えて跡を残さないことは、神経衰弱に関してだけでなく、結核の治療薬が幾百となく現われては消えた歴史を省みても明らかである。二十年を経てますます重きをなす森田先生の学説と治療法は先生の流れを汲む諸家のすぐれた治療実績に裏づけされているので、細部の多少の変化はあるとしても、その本流は長く神経質症患者の福音として残るべきことを確信する。

諸種の精神病に対しては近来ようやく相当の実効ある薬物、あるいは物理療法が発見されてきたが、最も数多く見られる神経衰弱あるいは強迫観念症（両者ひっくるめてわれわれは神経質症という）に対する諸種の物質治療は長い間失敗を繰り返してきたにすぎなかった。この物質療法に最も有力な反対説を唱えて、新しい精神療法を創始したものは、西のフロイト教授と東の森田教授である。しかしフロイトの精神分析学はその学説の当否は別として、少なくとも実際的治療法としてはそのはなはだ長期を要するという点だけでも大きな弱点をもっている。

『精神分析学への新しい道』*New Ways in Psychoanalysis* の著者で現代アメリカの最も有力な分析学者の一人であるカレン・ホーナイ博士はかつてフロイト正統派流の分析治療を行ない、治療成績の上がらないことに失望したといい、フロイト精神分析学の取るべきところと誤謬を指摘して新しい分析学の建設に進んだのである。氏は一九五二年に来朝してわれわれと会談し慈恵会医科大学で講演したのであるが、氏は森田療法に共鳴するところがあり、その所説は著しく森田説に近づいていると感じたのである（日本医事新報別刷一四九一号、昭和二十七年十一月）。フロイトの精神分析学も一層変貌しなければ治療の実用に堪えられないのではあるまいか。われわれは多年の治療経験によって、森田療法は従来の分析治療のそれよりはるかに便利であり、はるかに短日月にその成果を上げうるものと信じている。精神分析学の共鳴者はわが国にも多いのであるが、森田療法のそれに比して、治療報告のきわめて少ないことはこの間の消息をよく語っているように思われる。

さて森田先生の著書は少なくないが、その多くはすでに絶版になっている。私も森田療法に関しては数冊の本を書いた。下田教授、古閑教授、宇佐博士らの著書もある。しかし創始者である先生自身の書を読み返してみるとまた新しく教えられるところが多い。そしてまた改めて森田先生の偉大な功績をしのぶのである。

慈恵会医科大学名誉教授　高良武久

【著者】
森田正馬（一八七四―一九三八）
東京大学医学部卒業。慈恵会医科大学教授。神経質症の治療に独自の療法を創始。『生の欲望』『神経質の本態と療法』（ともに白揚社）等著書多数。『森田正馬全集』（全七巻　白揚社）

新版《しんぱん》　神経衰弱《しんけいすいじゃく》と強迫観念《きょうはくかんねん》の根治法《こんじほう》

二〇〇八年　十　月　二〇日　第一版第一刷発行
二〇二一年　十二月　二八　日　第一版第八刷発行

著　者　森田《もりた》正馬《しょうま》
発行者　中村幸慈
発行所　株式会社　白揚社
東京都千代田区神田駿河台一―七　郵便番号一〇一―〇〇六二
電話(03)五二八一―九七七二　振替〇〇一三〇―一―二五四〇〇
装　幀　岩崎寿文
印刷所　株式会社　工友会印刷所
製本所　株式会社　ブックアート

ISBN978-4-8269-7145-4

新版 自覚と悟りへの道 神経質に悩む人のために 森田 正馬著 本体1900円

新版 神経質問答 自覚と悟りへの道2 森田 正馬著 本体1900円

新版 対人恐怖の治し方 森田 正馬著 本体1900円

森田療法のすすめ［新版］ ノイローゼ克服法 高良 武久著 本体1900円

よくわかる森田療法 森岡 洋著 本体1800円

よくわかるアルコール依存症 その正体と治し方 森岡 洋著 本体1800円

回復の人間学 森田療法による「生きること」の転換 北西 憲二著 本体3200円

森田療法で読む パニック障害 その理解と治し方 北西 憲二編 本体1900円

森田療法で読む うつ その理解と治し方 北西憲二・中村敬編 本体1900円

森田療法で読む 強迫性障害 その理解と治し方 北西憲二・久保田幹子著 本体1900円

経済情勢により、価格に多少の変更があることもありますのでご了承ください。
表示の価格に別途消費税がかかります。

がんという病と生きる　森田療法による不安からの回復　北西憲二・板村論子著　本体２５００円

女性はなぜ生きづらいのか　比嘉千賀・久保田幹子・岩木久満子著　本体１８００円

外来森田療法　神経症の短期集中治療　市川　光洋著　本体２０００円

森田正馬が語る森田療法　「純な心」で生きる　岩田　真理著　本体１９００円

流れと動きの森田療法　森田療法の新しい世界　岩田　真理著　本体１９００円

強迫神経症の世界を生きて　私がつかんだ森田療法　明念　倫子著　本体１８００円

現代に生きる　森田正馬の言葉　Ⅰ　悩みには意味がある　生活の発見会編　本体１９００円

Ⅱ　新しい自分で生きる　生活の発見会編　本体１９００円

神経症からの「回復の物語」　生活の発見会編　本体１９００円

悩むあなたのままでいい　生活の発見会編　本体１９００円

経済情勢により、価格に多少の変更があることもありますのでご了承ください。
表示の価格に別途消費税がかかります。

森田正馬の名著

森田正馬全集（全七巻）

第一巻　森田療法総論Ⅰ
第二巻　森田療法総論Ⅱ
第三巻　森田療法総論Ⅲ
第四巻　外来・日記・通信指導
第五巻　集団指導
第六巻　医学評論他
第七巻　随筆・年表・索引

「事実唯真」の立場から独特の精神病理と精神療法を説き、それを臨床において実践した森田正馬の思想は、一見地味であり、また荒削りなところもあるが、近年、とくに治療の点においてフロイトを凌駕するものとしての評価を得、精神療法の源流として極めて重要な地位を占めてきた。精神療法の危機が唱えられている今日、森田療法という大きな鉱脈を発掘し磨きあげ、そのなかに散りばめられた珠玉の思想に触れることでわれわれが得られるものは、計りしれないほど大きい。散逸し入手が極めて困難であった重要文献を可能な限りほぼ完全に収集し、年代順にまとめた貴重な全集。

上製・函入　菊判　平均650ページ　本体価格各8500円

新版 神経質の本態と療法

森田療法を理解する必読の原典

神経質の本態（ヒポコンドリー性基調説他）、その療法（原理、治療効果他）、症例解説など、そのからくりを丁寧に説き明かす。今日まで有効性を失わず、70年以上読み続けられてきた精神医学の名著。

B6判　288ページ　本体価格1900円

新版 生の欲望

あなたの生き方が見えてくる

心理から見た人間の種々層、自分をのばす生き方、朝寝のなおし方と能率向上の秘訣、金・物・時間・労力の活用法、生活の調和と改善、上手な表現方法など、新しい自分に生まれ変わるための知恵。

B6判　280ページ　本体価格1900円